歴史文化ライブラリー

100

強制された健康

日本ファシズム下の生命と身体

藤野 豊

吉川弘文館

目次

日本音楽著作権協会(出)許諾第〇〇〇四六二八—〇〇一号

1　ファシズム国家が求めた健康

ある墓標

一九九四年（平成六）三月八日、わたくしは、奈良西の京の薬師寺を訪れた。西山ナカという女性の墓標のありかを尋ねるためである。西山ナカは本名ではない。本名はわからない。生年もわからない。ナカは奈良県高市郡の出身で、結婚し娘もいたという。家はかなりの資産家であったそうだ。しかし、離縁され娘とも別れ、ひとりで薬師寺の保護下にあった西山光明院に入り、一九一六年（大正五）に亡くなっている。離婚の理由はハンセン病の発病であった。

西山光明院は近世初期に整備されたといわれるが（細川涼一『中世の身分制と非人』日本エディタースクール、一九九四年）、ここでは薬師寺の保護のもと、ハンセン病者が田畑を耕作して食糧を自給しながら生活をしていた。しかし、近代国家はハンセン病者への隔離政策を推進し、西山光明院の存在も許されなくなる。一九一六年、最後のひとりになった病者が亡くなり、光明院は解体した。その最後の病者が西山ナカなのである。墓は薬師寺の塔頭《たっちゅう》である龍蔵院の境内にあるという。

わたくしは、薬師寺で龍蔵院の場所をうかがい、折から雨が激しく降るなか、龍蔵院を訪ねた。境内の一角に無縁仏の墓石がうずたかくピラミッド状に積み上げられている。このなかに西山ナカの墓標もあるはずだ。しかし、あまりに墓石の数が多く、見当もつかない。雨もいよいよ激しくなる。もうあきらめようかと思った瞬間、「西山ナ」という文字が目に飛びこんできた。「カ」は下の墓石に隠されて見えないが、紛れもなく西山ナカの墓標である。わたくしは雨にずぶ濡れになりながら、しばらくその墓標を見続けていた。

国民の歴史というにせよ、人民の歴史というにせよ、そして民衆の歴史というにせよ、わたくしたちは歴史を語るとき、当然のこととして西山ナカのような病者の存在を意識に入れずにきたのではないか――ナカの墓標はそんなことをわたくしに問いかけていた。

西山ナカからの出発

一九九四年（平成六）というとベルリンの壁が崩壊してから五年目、ソ連が解体してから三年目である。歴史学、とくに日本近現代史研究の世界でも、もうマルクス主義は古いという雰囲気が広まりつつあった。もちろん、あまりに教条的な前衛党中心・階級闘争中心の歴史観には閉口するが、しかし、マルクス主義歴史学がさまざまな社会的差別の解決に真剣に取り組んできたことも事実である。マルクス主義は古いということで、差別の原因について政治構造・経済構造を歴史的に分析する作業を軽視し、一部の新聞や雑誌の言説を並べて差別の原因を単に「国民意識」に還元し、そうした意識を生み出した近代を批判して終わるような研究が新しい潮流として登場していた。そして、わたくし自身も、そうした潮流に身を委ねようかなという誘惑にかられていたとき、西山ナカの墓標に出会った。ナカの墓標はわたくしを濁流から救ってくれた。

近代日本の歴史をサクセスストーリーとしてのみ描こうとする国家主義的歴史観からはその存在を完全に無視され、また、あまりに教条的だったマルクス主義歴史観からも「ルンプロ」（ルンペンプロレタリアート）として、せいぜいが福祉の対象としてしかみなされなかった西山ナカのようなひとびと。そうしたひとびとを特異な存在としてではなく、

「普通」の歴史上の存在として描くことはできないだろうか。「病者の歴史」「障害者の歴史」ではなく、病者・障害者の存在を視野に入れた日本近現代史を書きたい。それ以来、そんなことを考えている。

もちろん、そのような仕事を非力なわたくしにやれるはずはない。しかし、そうした意志の何割かでも実現したい。本書も、そうした問題意識で執筆する。

ファシズムの時代の健康

病者・障害者がもっとも生きにくかった時代はいつか。わたくしは、それはファシズムの時代だったと考える。近年、やはり、これもソ連崩壊の影響も多少はあるのか、ファシズムを戦時体制の一環として理解しようという主張が脚光を浴びている。わたくしは、一九三〇年代・四〇年代のドイツ・イタリア・日本とアメリカ・イギリスなどとの政治・経済を比較検討する視点には魅力を感じるが、ファシズムの特異性を軽視し、戦時体制一般に還元するという論理にはどうしてもついていけない。ファシズムは国民を「人的資源」として活用するため、極端な優生学的人口政策を実行した。国民には健康と強靭な体力・精神力の持ち主であることが義務付けられ、「改善」の見込みがない病者・障害者は社会から排除された。この実態をわたくしはドイツ・イタリア・日本というファシズム国家に共通する特異性として理解する。そのうえで、従来、ファシズム（とくに日本ファシズム）というと、政党政治の否定、経済の統制、連続する侵略、極端な国家主義の高揚などという面についての研究が中心であったが、今後はその医療・衛生政策、人口政策などの研究にもおおいに手を着けていくべきであると考えている。わたくしにとり、本書はそのためのささやかな一歩でもある。

「厚生」と「健民」

本書では、その際のキーワードとして「厚生」と「健民」を設定した。最初の「厚生省の新設」の章では、一九三八年（昭和一三）の厚生省設置の意味を考える。陸軍主導で開設されたこの機関は、以後、国民体力の強化という国策を推進していく。その国策の主な内容を検討するなかで、ファシズム国家が求めた「厚生」の理念について論究する。

次の「厚生運動の提起」の章では、一九三八年から開始された厚生運動について検討する。リクリエーションが厚生運動と改称されるなかで、国家は国民の余暇を体力強化と思想教化に活用していこうとした。それは「健全な娯楽」を国民に強制することになる。厚生運動のモデルはナチス・ドイツとファシスタ・イタリアであり、日本も両国の運動を参考にしながら、独自の厚生運動を模索した。ここではそうした日本の厚生運動の特徴について考えていくことにする。また、厚生運動のもと、さまざまな体操が国民生活に浸透させられていくが、そのなかで元内務省警保局長松本学が推進した建国体操も取り上げる。体操をとおして建国精神を広めようというその論理に注目するからである。

ついで「『厚生』から『健民』へ」の章では、こうした厚生運動がしだいに心身鍛錬という傾向を強め、建国体操ともども一九四二年(昭和一七)に開始された健民運動と一体化し、やがて戦局の悪化のなかで自然消滅するまでの過程を追う。「厚生」という理念と「健民」という理念の合体は国民に何をもたらしたのか、検討する。

「国立公園と厚生運動」の章では、こうした厚生運動の心身鍛錬のために提供された場所として、国立公園の役割を検討する。本来、国民保健のみならず自然保護や観光客誘致をも目的に設定された国立公園は、一九四一年(昭和一六)に「健民地」と位置づけられ、心身鍛錬の道場に転じていく。こうした国立公園行政の変容を追うなかで、「厚生」「健民」の国策のもと、自然保護の理念などは消し飛んでいくさまを知っていただきたい。

最後の「『健民』の証明」の章は、本書のなかでもっとも書きたかった部分である。「厚生」「健民」という国策のなかで、それと相反する立場にあったひとびと、そして国家と社会からさまざまな差別を受けていたひとびとがどう生きたか、そして国家からどう棄てられたか、それを事実をもって示していく。わたくしは、この事実にこそファシズム国家の本質を見出す。ここで取り上げるのは、被差別部落住民、在日朝鮮人、ハンセン病者、そして娼婦の存在である。

以上、本書は一九三七年（昭和一二）の日中全面戦争の開始から一九四五年（昭和二〇）の敗戦までの時代を主たる叙述対象とする。この時代を「戦時期」と表記することもできるが、わたくしはファシズムの特異性を重視し、あえて「ファシズム期」と記す。単なる戦時体制では説明できない、生殖段階から国民の健康と体力を国家が管理し、「人的資源」として利用もすれば廃棄もする体制、「存在に値する生命」と「存在に値しない生命」を国家が選別した体制、それをわたくしはファシズムのファシズムたる所以《ゆえん》とみなすからである。

厚生省の新設

厚生省前史

衛生行政の始まり

明治維新当初、衛生行政は文部省の管轄であったが、一八七五年(明治八)、内務省に移管され、衛生局が成立する。当時の衛生行政の柱はコレラなどの爆発的に流行する感染症の防止にあり、衛生行政=防疫《ぼうえき》といっても過言ではない状態であった。一八八〇年には伝染病予防規則が公布されるが、その対象となったのは、コレラ・腸チフス・赤痢《せきり》・ジフテリア・発疹《はっしん》チフス・痘瘡《とうそう》で、一八九七年には、これらの疾病《しっぺい》に猩紅熱《しょうこうねつ》とペストを対象に加えた伝染病予防法が公布されている(一九二二年にはさらに疫痢《えきり》・パラチフス・流行性脳脊髄膜炎《のうせきずいまくえん》を対象に加える)。

一九〇五年には、元警視庁警察医長の山根正次らが、第二一回帝国議会に伝染病予防法の改正案を提出、ハンセン病（癩《らい》）も対象に入れるべきだと主張するが、内務省衛生局長窪田静太郎は「慢性の伝染病者に対するものは、急性の伝染病に対するものと区別をしなければならぬ」と反対、結局、法改正はできず、ハンセン病に対しては、別に一九〇七年、法律「癩予防に関する件」を公布しなければならなかった。

内務省衛生局は、コレラなどの「急性の感染症」と、ハンセン病などの「慢性の感染症」をはっきりと区別する立場をとり、まずは「急性の感染症」対策を優先していたのである。

しかし、第一次世界大戦の時期にいたると、状況に変化が生じた。一九一四年（大正三）、日本は連合国の一員として参戦しながらも、大きな被害は被らなかったが、国家総力戦となったヨーロッパでは激戦となった。それはヨーロッパの青年男子人口の激減を予測させ、衛生行政に携わってきた者にとり、この機に日本が心身ともに優秀な国民を増殖させる政策を確立すれば、将来、日本がヨーロッパ諸国に対して人口面で優位に立つことができると考えられた。

防疫から民族衛生へ

一九一六年（大正五）、第二次大隈重信内閣は、内務省に保健衛生調査会を設置する。調査会は、内務次官を会長とし、専門の医師が多く参加し、内務省の衛生行政に対し意見を述べるだけではなく、具体的に法律を立案したり、種々の調査を実施していく。ここでその焦点となった項目は、乳幼児・児童・青年の健康、結核・性病（花柳病《かりゅう》）・ハンセン病・精神障害の予防、衣食住の衛生、農村衛生などであり、防疫に終始したそれまでの衛生行政を脱却し、国民全体の体力を強化し、それまで十分な対策が打たれなかった「慢性の感染症」や精神障害の予防にも取り組む姿勢が示されていた。そこには、健康であることが個人のためのみではなく、国家のため、民族のためであるという認識が成立していたのである。

一九一七年六月、恒例の地方衛生技術官会議の席上、内務省衛生局長杉山四五郎は、今、欧米各国では「民族衛生」という考え方が広まっているという認識のもと、結核・性病・トラホーム、その他の地方病とのたたかいの必要を訓示した（『大正七年六月衛生技術会議ニ於ケル訓示並講演』一九一九年）。「民族衛生」とは、民族・国家の発展を医学的に進めるために、具体的には、結核・性病・ハンセン病などの「慢性の感染症」、遺伝と決めつけられていた精神障害・知的障害などを予防し、心身ともに優秀な人口を増殖させようというもので、その根底には優生学（優生思想）が横たわっていた。民族衛生政策は優生政策と言い換えてもよい。

以後、この調査会でも、精神病院法・結核予防法（一九一九年公布）・花柳病予防法（一九二七年公布）などの原案が作成され、日本の衛生行政も「民族衛生」にしだいに接近していくことになる。保健衛生調査会でも、一九二二年六月の総会で「民族衛生に関する調査の件」を全会一致で可決している（『保健衛生調査会第六回報告書』一九二二年）。こうした衛生行政の新展開は、将来の厚生省設置への伏線となる。

もちろん、この時点で、「急性の感染症」の恐怖がまったくなくなっていたわけではない。しかし、一八八二年（明治一五）には約五万一〇〇〇人、一八八六年には約一五万六〇〇〇人、一八九〇年には約四万六〇〇〇人、一八九五年には約五万五〇〇〇人など、しばしば大量の患者を発生させ、死亡率も六〇～七〇％に達し、もっとも恐れられていたコレラでも、二〇世紀に入ると患者数は減少傾向を示し、一九〇二年に約一万三〇〇〇人、一九一六年に約一万人を記録したくらいで、患者ゼロの年もあるようになった。こうした現象の背景には、上下水道の普及など衛生環境の改善や海港検疫体制の整備があることは明らかで、いちおう、日本ではコレラの予防体制は確立されていたということができる。

一九二五年（大正一四）一〇・一一月に日本で開かれた国際連盟の各国衛生技術官交換視察会議でも、海外からの出席者の間で日本のコレラ・ペストなどの防疫体制は高く評価され、日本ではコレラを「完全に撃退」したとか「終息せしめた」という発言もなされたほどである（内務省衛生局『国際連盟主催各国衛生技術官交換視察会議報告』一九二六年）。

人口食糧問題調査会

ところで、優秀な国民を増殖させようということは、一方では「劣等」な国民の出生を抑制しようということでもあった。むしろ、優秀な国民の増殖を促すより、「劣等」な国民の出生を防ぐことの方が容易であると考えられ、一九二〇年代にはアメリカの多くの州やスイス、デンマークなどでは、断種法のもと、遺伝的な障害と断定された者に断種手術がすでに実施されていた。民族衛生政策＝優生政策というと、まずナチス・ドイツが連想されるが、一九三〇年代に入ると、ドイツはもちろんのこと、スウェーデン、フィンランド、ノルウェー、エストニアなどの北欧諸国でも断種法が制定され、日本でも断種法制定の是非が議論されるようになる。

日本では、一九二二年（大正一一）三月にアメリカ産児制限会会長マーガレット・サンガーの来日を機に労働者の生活防衛、女性の健康保持、そして「劣等者」の出産防止などを主張する産児調節運動が起こるが、産児調節は人口増殖政策に反するため、厳しく取り締まられた。しかし、一方では、無制限な人口増殖は食糧不足を生み、社会不安を呼び起こす危険をはらんでいた。一九一八年の米騒動はその教訓であった。要するに、食糧増産とのバランスを図りながら人口増殖を進めることが必要なのである。

そのために、一九二七年（昭和二）七月、田中義一内閣は、人口食糧問題調査会を設置した。これは内閣直属で、会長は田中首相であった。調査会は、すでに浜口雄幸《おさち》内閣に交代していた一九二九年一二月、「人口統制に関する諸方策」という首相への答申を決定した。そこでは、「人口対策上緊急実施を要すと認むるもの」として、「結婚、出産、避妊に関する医事上の相談に応ずる為《た》め適当なる施設を為《な》すこと」「優生学的見地よりする諸施設に関する調査研究を為すこと」と明記されていた（「人口食糧問題調査会第四回総会記録」、国立公文書館所蔵「人口食糧問題調査会書類」）。以後、健康な者の避妊は認めないが、「劣等者」の避妊は断種をふくめて検討するという方向で、国家による国民の健康・体力・出産の管理体制が模索されていくことになる。

ナチスへのあこがれ

一九三一年（昭和六）九月、中国東北地方（「満州」）柳条湖で日本の関東軍が軍事行動を開始、翌年二月には日本の傀儡《かいらい》国家「満州国」を建国した。「満州国」建国は、それまでの人口問題・食糧問題を一気に「解決」させた。すなわち、「満州国」は日本に穀物などの食糧を供給することになるし、日本国内の過剰人口も「満州国」への移民として送出することができる。むしろ、広大な「満州国」を支配し、さらに中国全土への侵略を準備するためには、健康な人口の増殖は必至となるのであった。

このとき、憧憬《しょうけい》の対象となったのが、ドイツである。ドイツでは、一九三三年一月、アドルフ・ヒトラーが首相となり、ナチス政権が樹立されるが、ナチスは党綱領に「国民保健の向上」を謳い、「アーリア人種」の「優秀性」という神話を掲げて民族衛生政策を推進していた。一九三三年に遺伝性疾患子孫防止法（断種法）により、遺伝性と決めつけられた病者・障害者に強制的断種をおこない、さらに一九三五年のドイツ公民法によりドイツ人とユダヤ人との結婚の禁止、一九三六年の結婚保健法により感染症の患者や遺伝性と決めつけられた病者・障害者の結婚を禁止した。また、一九三三年の失業防止法では早婚奨励のために若い夫婦に経済的補助を与えるなど、健康なドイツ国民の増殖に積極的な政策を打ち出していた。そして、一九三九年からは精神障害者・知的障害者に対する「安楽死」という名のもとでの虐殺が開始されていく。

日本でも、ナチスに刺激されて、一九三四年（昭和九）にはじめて民族優生保護法案

（断種法案）が立憲民政党議員から帝国議会に提出され、成立はしなかったものの、以後も一九三五年、一九三七年と、同様の法案が議会に提出されていく。

このようなとき、結核死亡率の増加という問題が生じた。すなわち、一九三三年、それまで一〇万人当たり一八〇人台にまで下がっていた結核死亡率が増加に転じ、一九三五年には一九〇・八人に達したのである。死亡者数は一三万二〇〇〇人を数え、患者数は一二〇万人に上ると見られた。とくに一五歳から三〇歳にかけての青壮年層の死亡率は平均値の四倍以上となっていた。こうした事実による青壮年人口の減少と国民体力の低下は、軍部にとり大きな衝撃となっていた。

陸軍の「衛生省」要求

一九三六年（昭和一一）六月、二・二六事件後に成立した広田弘毅《こうき》内閣の閣議の際、陸軍大臣の寺内寿一《ひさいち》が、この問題を取り上げた。寺内寿一は、一九一六年（大正五）に首相となった寺内正毅《まさたけ》の長男で、朝鮮軍参謀長・台湾軍司令官などを歴任した陸軍のエリートであった。寺内は、早急な結核対策の必要を広田首相に求めるとともに、衛生行政を内務省衛生局が所轄するのではなく、新たに専門の「衛生省」を設置するべきだと主張した。

寺内が主張する「衛生省」の所轄事項は、『厚生省20年史』（厚生問題研究会、一九六〇年）および『厚生省五十年史』（厚生問題研究会、一九八八年）によれば、「人口と食糧及び生活資源の分布調整、移植民の人的事項」「国民の勤労能率及び持久性増進に関する事項」「国民生活必需条件に関する事項」「服装居住その他の合理化統制に関する事項」「環境への服合《ママ》に関する事項」「衛生教育（心身鍛冶《たんや》、能率増進、防空、防疫等）に関する事項」「社会衛生事業の指導監督」「病院、医師等人的資源の統制運用に関する事項」「生活科学研究機関の指導監督」というものであった。単に、衛生行政のみならず、移民・植民活動をふくめた人口政策や国民生活の統制政策など、その管轄は多岐にわたっている。

閣議で寺内は、「衛生省」設置を提唱するのは「労働、保健、防疫、医療、体育等の事務を統制強化し衛生国策の遂行を期する」ためで、提唱の理由としては、まず体重の低下や結核・近視眼の増加などで徴兵対象の青年の体力が「驚く可《べ》き悪化」を遂げていることをあげ、その根源は「出生前の母胎内に胚胎《はいたい》す」と述べた。対症療法ではだめだ、抜本的に国民の体力を強化し、遺伝的障害を一掃しなければならないというのである。この寺内の認識には優生思想に基づく民族衛生政策の視点が示されていた（『東京朝日新聞』一九三六年六月二六日）。

寺内が提唱した「衛生省」構想は陸軍主導で進められた。一九三七年五月一四日、陸軍省医務局長小泉親彦《ちかひこ》のもとで衛生・体力・学務・業務・社会・保険・交通・移住・民事の九局からなる「衛生省」案が作成・発表された。

陸軍と内務省の確執

その後、第一次近衛文麿内閣が成立するが、七月七日、盧溝橋《ろこうきょう》事件を機に日本の中国への侵略がさらにエスカレートし、一〇月には「日本精神発揚」を掲げた国民精神総動員運動が開始される。軍部の政治への発言力がさらに増し、戦時経済統制が進む。国家が国民に強制するものは、経済統制や思想統制のみではない。労働力・兵力となる「人的資源」としての価値も強制する。こうしたなかで、陸軍は衛生行政と体力強化政策を中心とした新たな「保健社会省」案を作成した。

これに対し、本来、衛生行政を管轄する内務省は衛生行政だけではなく、社会政策的施設も重視した「社会保健省」案を作成し、対抗した。大臣のポストをめぐっても、陸軍省は医務局長の小泉親彦を推し、内務省は当面、内務大臣の兼任を主張し対立、近衛首相は元老西園寺公望《さいおんじきんもち》の秘書原田熊雄に「内務と陸軍の奪ひ合ひのやうな形になつてゐる」と嘆いた（『西園寺公と政局』六巻、岩波書店、一九五一年）。この間の事情は、前掲の『厚生省

20年史』『厚生省五十年史』や鐘家新『日本型福祉国家の形成と「十五年戦争」』（ミネルヴァ書房、一九九八年）に詳しいが、事態は陸軍省と内務省の面子《メンツ》を賭けた主導権争いとなっていた。

厚生省の誕生

陸軍省と内務省の主導権争いのなかで、一九三八年（昭和一三）一月一一日、厚生省が誕生する。名称は「保健社会省」でも「社会保健省」でもなかった。厚生大臣も、文部大臣木戸幸一の兼任となった。近衛首相は陸軍省と内務省のどちらにも片寄らない折衷案を採ったのである。

「厚生」の登場

「厚生」とは、中国の古典『書経』のなかの「正徳利用厚生惟和」から選ばれ、辞書的な意味は「健康を維持または増進して、生活をゆたかにすること」である（『広辞苑』）。陸軍省と内務省の確執のなか、国民には馴染《なじ》みのない漢語が、国民生活に直結する官庁の名称に採用されたことになる。

一九三八年三月一二日、第七三回帝国議会の衆議院社会事業法案外二件委員会で、厚生省の名称の意味について問われた木戸は、厚生省の任務は国民の体位の向上と社会政策による国民生活の安定にあると明言した（『第七十三回帝国議会衆議院社会事業法案外二件委員会議録』二回）。

厚生省には内務省衛生局のほか、同省社会局、そして逓信《ていしん》省簡易保険局の業務が移管され、また、学校体育以外の体育運動についても文部省の所管から厚生省の所管に移された。大臣官房のほか体力局・衛生局・予防局・社会局・労働局と臨時軍事援護局、それに外局として保険院が設置された。しかし、実際には、厚生省担当の同盟通信記者沼佐隆次が『厚生省読本』（政治知識社、一九三八年）のなかで「厚生省の設置された動機も体力局の新設が眼目で、これは本局の重要性を示唆せるもの」と指摘しているように、国民体力の国家管理こそが厚生省設置のもっとも重要な目的なのであり、体力局が厚生省のなかでももっとも重要な部局であった。この本は、沼佐と厚生省の職員とで共同で作成したものであり、沼佐の体力局への評価は、厚生省自身が認めるものであった。

厚生事務次官の広瀬久忠も、一九三八年（昭和一三）二月四日、衆議院の予算委員会第二分科会で、厚生省の名前の由来を説明するなかで、「今回生れました新省が、一面に於ては体力の向上、他面に於ては体力の向上に対して必要なる社会政策の徹底と云ふやうな意味を主として居りますので、厚生と云ふ名前が最も適当であらう」と述べている（『第七十三回帝国議会衆議院予算委員第二分科会議録』一回）。あたかも、厚生省とは体力の向上以外に所管事業がないかのような発言ではないか。どう考えてみても、厚生省設置の基本となったのは、陸軍省の構想であった。

厚生省体力局

では、厚生省は体力向上について、どのような政策を打ち出していくのであろうか。厚生省編『厚生行政要覧』一九三八年版では、大臣官房の次に体力局について記され、「国民体力の向上」は国防上・産業上・経済上・文化上の「緊急の問題」であるから、厚生省のすべての機能が体力向上のために動員されるという認識が示されている。体力局には企画課・体育課・施設課の三課が置かれ、企画課では、具体的に国民体力管理制度の企画や、高い乳児死亡率への対策を講じていく。この課には厚生省設置の目的が集約されているのである。

これに対し、体育課は体育運動を、施設課は国立公園などの公園や体力向上施設を所管とするが、『要覧』には「体力なるものは精神力をも包含せるもの」と明記され、体力の向上とは、単に身体の鍛錬だけではなく、心身の鍛錬を意味していた。

なお、体力局は一九四一年（昭和一六）八月に人口局、一九四三年一一月には健民局へと改組されるが、体力強化から人口増殖へ、そして健民健兵の創出へというように、この名称の変化にこそこれからの厚生省が歩んだ軌跡が象徴されている。

厚生省予防局

さて、体力局の業務と密接に結び付くのが、予防局である。予防局には優生課・予防課・防疫課の三課が置かれた。優生課は民族衛生、精神障害、慢性中毒（麻薬・アルコール）、脚気《かっけ》・癌《がん》などの慢性疾患に関する事項を、予防課は結核・トラホーム・ハンセン病・性病などの「慢性の感染症」、寄生虫病、マラリアなどの原虫病、日本住血吸虫病などの地方病、海外渡航者の検査に関する事項を、そして防疫課は伝染病予防法の対象となっている「急性の感染症」に関する事項を、それぞれ所管としていた。予防局は、国民の体力を低下させたり、子孫にも悪影響を与えるとみなされた疾病に対する対策をおこなっていくのである。沼佐隆次『厚生省読本』は、優生課について、「本事項については新聞雑誌等も『時代の脚光を浴びて』生れたとか、『時代のホープ』だとか非常な関心を寄せてゐる」と、大きな期待をしている。なお、予防局は一九四二年一一月に、衛生局に合併されている。

もちろん、厚生省では、このほか、衛生局では上下水道・清掃などの公衆衛生、保健所、医師・看護婦・助産婦の管理などを、社会局では社会政策や労働行政を、そして保険院では社会保険・簡易保険の業務をおこなっているわけであるが、ここでは、体力局と予防局に注目して、厚生省の政策を追っていこう。

健康報国

まず、一九三八年（昭和一三）五月一七〜二三日、国民精神総動員健康週間が設定された。これは、衛生行政に関する各種運動を統一し「挙国一致の運動」とするという目的で第一次近衛内閣が始めたもので、明らかに厚生省新設を受けた企画である。

具体的には、各地で講演会・展覧会・映画会などをとおして保健衛生思想の普及を図る、心身鍛錬のための体育会を開く、環境衛生や栄養の改善を奨励する、結核・性病・消化器伝染病の予防知識を普及する、母性・乳幼児保健の知識を普及する、公衆道徳や保健施設利用を奨励するなどの社会啓発が中心であった（『内務厚生時報』三巻五号、一九三八年五月）。

この運動の一環として、五月一七日、東京府・東京市・警視庁・国民精神総動員中央連盟の主催により東京の日比谷公会堂で開かれた国民精神総動員体力向上大講演会において、厚生大臣木戸幸一は「国民各自が自己の身体は自分だけのものでなく国家のものである。

各人の体力増進は単に一身の幸福であるのみならず、一家の繁栄、一国の隆昌を招来する所以《ゆえん》であると云《い》ふことに深く思を潜めて、国家の為《ため》に之《これ》を鍛錬し、之を強化し、以《もっ》て健康報国の信念を保持することが肝要であります」と講演した。「健康報国」という語に象徴されるように、まさに健康であることが国家への国民の義務とされたのである（『内務厚生時報』三巻六号、一九三八年六月）。反面、病者・障害者は「非国民」視されていく。

国民精神総動員健康週間は、一九三九年にも五月二～八日に「国民栄養の改善」「母性、乳幼児の体力向上」「結核、性病の予防撲滅」を中心に実施され（『内務厚生時報』四巻四号、一九三九年四月）、一九四〇年には五月一～一〇日、「結核の予防撲滅」と「母性乳幼児の体力向上」を軸にした健康増進運動が展開されていく（『内務厚生時報』五巻五号、一九四〇年五月）。

国民体力審議会

また、厚生省は一九三九年（昭和一四）七月、厚生大臣の諮問機関として、保健衛生調査会・体育運動審議会・国民体力管理制度調査会を統合して国民体力審議会を発足させる。この審議会の目的はさしあたり国民体力管理法案・国民優生法案（断種法案）を作成することで、平沼騏《き》一郎《いちろう》内閣の厚生大臣広瀬久忠を会長に、委員には厚生次官岡田文秀、体力局長佐々木芳遠、衛生局長林信夫、予防局長高野六郎ら厚生官僚を中心に陸海軍の軍医、企画院・内務省・文部省・大蔵省の官僚、衆議院・貴族院議員、および国立公衆衛生院長林春雄らの専門家が参加、さらに専門委員には断種法推進論者の三宅鑛一《こういち》・竹内茂代らの医師も加わっていた（『東京医事新誌』三一四六号、一九三九年八月）。

この審議会での両法案審議と並行して、厚生省体力局は一九三九年一〇月一日〜一一月一〇日、第一回体力章検定を実施した。これは一五〜二五歳の男子（二六歳以上でも希望者は受検可、一九四三年からは一五〜二一歳の女子にも拡大、その際二二歳以上でも希望者は受検可）を対象に以下のような合格基準で体力検定をおこなうものであった。

走　一〇〇メートル（初級—一六秒、中級—一五秒、上級—一四秒）
　　二〇〇〇メートル（初級—九分、中級—八分、上級—七分三〇秒）
跳　走幅跳（初級—四メートル、中級—四・五メートル、上級—四・八メートル）
投　手榴弾投（初級—三五メートル、中級—四〇メートル、上級—四五メートル）
運搬　五〇メートル（初級—四〇キログラム・一五秒、中級—五〇キログラム・一五秒、上級—六〇キログラム・一五秒）
懸垂　（初級—五回、中級—九回、上級—一二回）

体力検査をおこない、その結果を初級・中級・上級と判定して徽章を与え、さらにそれを履歴書などに記載し、徴兵検査、在郷軍人会の簡閲点呼《かんえつてんこ》、入学試験や就職の際の体力証明にすることとした。世はまさに「『体力』の時代」となり（鹿野政直『桃太郎さがし—健康観の近代—』朝日新聞社、一九九五年）、人間の価値が体力により評価される事態となった。

国民体力法と国民優生法

国民体力管理法案と国民優生法案はともに米内光政《よないみつまさ》内閣により一九四〇年（昭和一五）の二月から三月にかけて議会に提出され、国民体力管理法案は名称を国民体力法に修正されたものの、いずれも可決された。国民体力法は、満二〇歳未満の「帝国臣民」に、市町村・学校・企業などが体力検査をおこなうことを義務付けるもので、検査の項目は身長・体重・胸囲・視力・色覚・聴力・既往症・ツベルクリン反応・トラホーム・寄生虫病・脚気・栄養障害・齲歯《うし》・そのほかの疾病異常・運動機能（荷重速歩）・概評に及び、国民体力法施行規則によれば、疾病異常として結核性疾患・トラホーム、性病・寄生虫病・精神障害・栄養障害・脚気・歯疾・形態異常について検査し、とくに性病については一七歳以上の男子には性器の検査をおこなうよう規程していた。

この法律に基づき、一九四〇年度は一七〜一九歳の男子に、一九四一年度は一五〜一九歳の男子に体力検査が実施され、一九四二年度からは法改正され、対象が二五歳の男子にまで拡大された。この検査で「筋骨薄弱」と認定された者は「健兵たらしむるの素地を与へん」がため、一週間の体力向上修錬会に参加しなければならなかった。この修錬会は、道府県が国費を得て開くもので、参加者は体力検査と個別的生活指導、体力鍛練方法の修錬、作業、日常生活の指導と保健および精神の講話（結核予防、性病予防、栄養の常識、国民体力法の意義、国民優生法の意義、体育運動の必要性、皇国青年たるの心構え）を受けることになっていた。また、体力検査で結核や性病が発見された者には療養が義務付けられた（新井英夫『改正国民体力法による体力検査指針』南山書房、一九四二年）。

一方、国民優生法はナチスの遺伝性疾患子孫防止法をモデルとしたもので、遺伝性と決めつけられた病者・障害者に断種をおこなうことをうたっていた。一九四一年（昭和一六）七月一日から施行され、優生保護法に取って代わられる一九四七年度までに五三八人が、この法律により断種を受けた。その大部分は精神障害者である（岡崎文規「日本における優生政策とその結果について」『人口問題研究』六一号、一九五五年八月）。この数字は、一九三四年だけでも五万六二四〇人が断種されたナチス・ドイツとは比較にならないものである。しかし、数の多寡だけで評価することは危険である。侵略戦争を遂行するために優秀な民族を増殖させようとする優生学的視点が共通していることを見落としてはいけない。国民は出生前は国民優生法で、出生後は国民体力法で「人的資源」としての国家管理を受けたのである。

こうした政策の存在を前提として、以下、国家がどのように国民の体力を管理し、優秀な「人的資源」の確保を図ったのか、具体的に検証していこう。

厚生運動の提起

日本厚生協会の結成

ベルリンオリンピックの熱狂

話は少し時代を遡る。時は一九三六年（昭和一一）七月三一日、場所はドイツの首都ベルリンである。ベルリンオリンピックの開会式を翌日に控えたこの日、ＩＯＣ（国際オリンピック委員会）総会は一九四〇年のオリンピック開催地を東京に決定した。「紀元二六〇〇年」に当たる一九四〇年、東京でのオリンピック開催は、日本の国家的行事であり、この決定に日本中が沸きかえった。

しかも、ベルリンオリンピックでは、陸上一万《メートル》で村社講平《むらこそこうへい》が四位、三段跳びで田島直人が優勝、棒高跳びで西田修平・大江季雄が二位・三位になり、水泳では女子二〇〇《メートル》平泳ぎの前畑秀子らが四種目で優勝するなど、日本選手が活躍し、また、マラソンで日本植民地下の朝鮮の孫基禎・南昇龍が日本選手として一位・三位に入り、こうした結果にも国民は熱狂した。

しかし、ベルリンオリンピックはヒットラーによりナチスの宣伝の場ともなったことはよく知られている。開会式を見た西条八十《やそ》は「ヒトラー入場の半ばに水色の衣の可憐な少女に花を贈らせて柔剛合せた劇的場面を示した」「ナチス王国でのオリムピアードでは総《すべ》てが劇にはじまり劇に終る。余はこの世界的な劇を眼前に見たことを、四十年の生涯において最も生き甲斐のあるものに感じた」と酔いしれ、同じく武者小路実篤《むしゃのこうじさねあつ》は「四年後に我等は東京に於て日本人らしくこの祝典を行つて我等国民の行動力を示したい」と、思いを東京オリンピックに馳せていた（『東京朝日新聞』一九三六年八月二日）。

世界リクリエーション会議

ところで、ベルリンオリンピックに先立つ七月二三日から三〇日まで、同じドイツのハンブルグでは第二回世界リクリエーション会議が開かれていた。第一回会議は一九三二年（昭和七）、ロサンゼルスオリンピックの際、それに先だって同市で開かれている。オリンピックが選びぬかれた選手によるスポーツの祭典であるのに対し、リクリエーション会議は、家庭・職場・学校・地域・宗教団体・労働団体などをとおした余暇としてのスポーツ・芸術のあり方を議論する場であり、IOC委員がすべてリクリエーション会議委員であるように、オリンピックと不可分の関係に置かれていた。

ハンブルグの会議には五二ヵ国から四〇〇〇人を超える参加があったが、この場で、第三回会議を一九三八年にローマで、第四回会議を一九四〇年に東京で開催することが決定された。その後、開催地は東京から大阪に変更されるが、東京オリンピックと第四回世界リクリエーション会議とはセットになって準備されることになった（磯村英一『厚生運動概観』常磐書房、一九三九年）。

しかし、その後、日本は一九三七年七月、中国への全面侵略を開始、戦争の拡大は、オリンピックとリクリエーション会議の開催に暗い影を投じることになるが、リクリエーション会議開催に向けて、その開催母体となる組織づくりは始まっていく。

厚生運動の成立

一九三八年（昭和一三）一月一三日、東京でリクリエーションに関する全国的統一団体設立のための有志懇談会が開かれた。会する者は、東京市文書課長磯村英一、同市秘書課長草間時光、同市公園課長井下清、それに日本基督教青年会（YMCA）主事K・L・ダーギンの四人で、磯村は、一九三六年当時、オリンピックの東京招致のため市長代理としてドイツに赴いた経験があり（磯村英一『私の昭和史』中央法規出版、一九八五年）、草間と井下は東京オリンピックを所管する立場にあった。

この懇談会の場で、リクリエーションに代わる日本語として「厚生運動」の語が選ばれ、以後、リクリエーション会議は日本では「厚生会議」と改称された。この後、懇談会は数回開かれ、その過程で関東学院教授白山源三郎、商工組合中央金庫理事吉阪俊蔵の協力を得て、さらに厚生省も積極的に支援し、四月二八日、日本厚生協会が結成された。翌年一〇月には機関誌『厚生の日本』も創刊される。

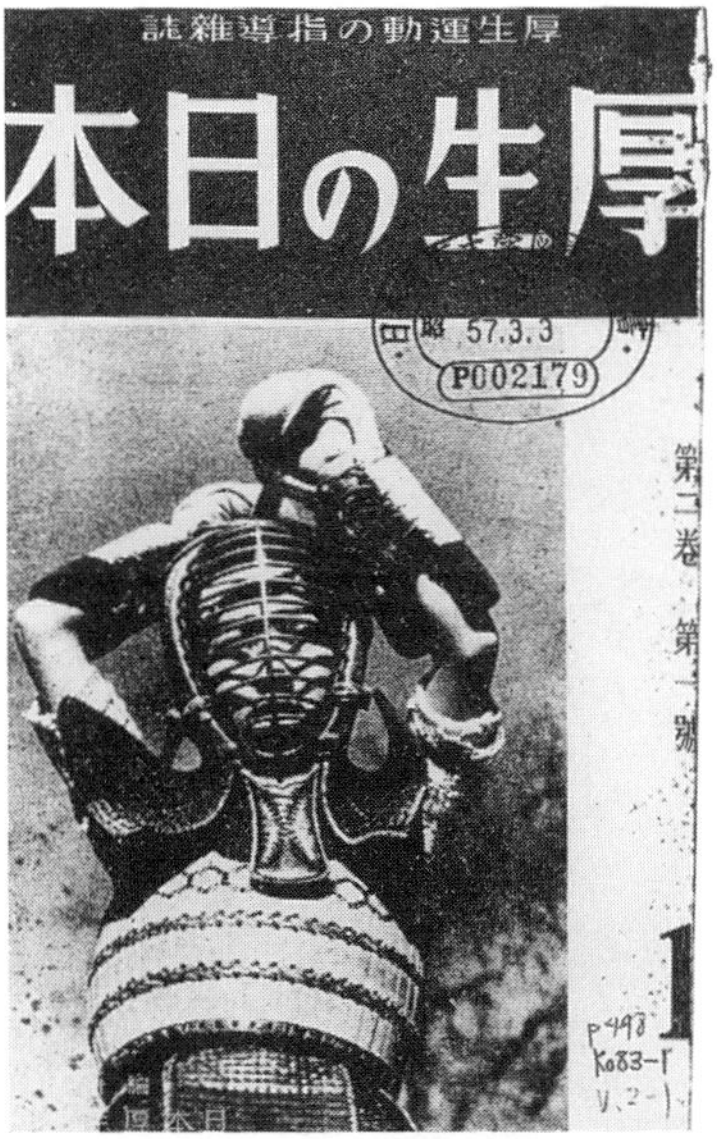

図１　『厚生の日本』２巻１号表紙
（1940年，日本体育大学図書館蔵）

近年、厚生運動については、高岡裕之氏の「観光・厚生・旅行」（赤澤史朗・北河賢三編『文化とファシズム』日本経済評論社、一九九三年）、「総力戦と都市――厚生運動を中心に――」（『日本史研究』四一五号、一九九七年三月）、「戦時体制下大阪における厚生運動」（広川禎秀編『近代大阪の行政・社会・経済』青木書店、一九九八年）などの著作により、その全体像が解明されてきたが、厚生運動の司令塔ともなる日本厚生協会は、国民の余暇利用を指導して「不健全」「不経済」な娯楽を矯正し、「健全な娯楽」（それはしばしば「慰楽」と表現される）を普及することを目的に掲げ、厚生省体力局体育課に事務所を置いた。会長には東京商工会議所会頭の伍堂卓雄が、理事には体力局長児玉政介、労働局長成田一郎、体育課長村田五郎ら厚生官僚が名を連ね、ほかに東京市長小橋一太、大阪市長坂間棟治らも加わり、厚生省の外郭団体としての組織を整えていった。

この日本厚生協会には、東京・京都・大阪・横浜・神戸・名古屋の六大都市のほか、さまざまな団体が参加した。その名前をあげると、以下のとおりである。

日本旅行協会・日本観光連盟・日本文化中央連盟・日本山岳会・日本基督教青年会・日本基督教女子青年会・日本児童遊園協会・大日本紡績連合会・大日本海洋少年団・大日本体育協会・大日本連合婦人会・大日本武徳会・全国産業団体連合会・大日本少年団連盟・大日本女子連合青年団・講道館・公園緑地協会・国立公園協会・帝国少年団協会・協調会・勤労者教育中央会・奨健会・修養団・生命保険会社協会（磯村前掲『厚生運動概観』）

このように、日本厚生協会には、リクリエーション・スポーツ・武道に関係する団体、青少年・女性団体、労働者教育に関係する団体など、多彩な組織が参加していた。日本厚生協会は、これらの団体の活動に指針を与え、それまで自由におこなわれていたリクリエーションを「厚生運動」の名のもと、厚生省の監督下に置くことを狙っていたのである。

では、なぜ、そのような必要があったのだろうか。やはり、そこには「人的資源」としての国民の体力・精神力を強化させるという時局の要請があったことは明らかである。

厚生運動の目的

そして、もうひとつ、一九三八年（昭和一三）三月に、商店法が成立したことも影響していた。この法律では、それまで法的保護を受けていなかった商店員の保健衛生を考慮し、商店に午後一〇時閉店と月一日の休日を義務付けていたが、ここで商店員の午後一〇時以降の余暇と月一日の休日の過ごし方が問題となった。個人商店などでは、十分な娯楽設備も用意されていないからである。

しかし、午後一〇時閉店といっても、後片付けや掃除をしなければならない。実際に仕事が終わるのはもう一一時近くなる。余暇というような時間などあるのだろうか。また、月一回の休日など、疲れて寝ていたいのではないだろうか。それでも、法案を審議していた衆議院の委員会では、ある委員が、商店法の実施にともなって「当然考へなければならぬことは、其店員に対する余暇の善用であり、更に体位の向上、或は精神的の修養機関の施設と云ふことにある」と発言している（『第七十三回帝国議会衆議院社会事業法案外二件委員会議録』六回）。まさに体力強化・精神修養のための余暇利用が求められていたのである。その際、理想とされたのが、イタリアのドーポ・ラヴォーロ（OND）、ドイツのクラフト・ドルヒ・フロイデ（KdF）の運動であった。

ONDとKdF

ONDは、一九二五年、ファシスタ党のムッソリーニ政権下で組織化された。直訳すれば「労働の後」という名称になる。その名のとおり、労働者の余暇を統制する組織である。その活動はファシスタ党組織と一体化し、体育運動にとどまらず、演劇・音楽・映画・文学などの芸術・教養活動、貧困家庭の救済や、生命保険・障害保険、低廉な住宅の供給などの社会事業と多岐にわたり、会員数は一九三八年度には三五〇万人を超えていた。会員には安価な旅行や演劇鑑賞の機会も与えられた。ONDの文献を紹介したイタリア文学者柏熊達生は、その著『イタリアの厚生運動』（泰文堂、一九四三年）のなかで、ONDが「勤労者の社会生活のあらゆる面に於て、彼等の向上と慰安と福祉を計り、以てファシスタ革命の目的、即ちイタリアの偉大に副《そ》はんとする唯一の目標に向つて帰一されてゐる」と、評価している。

一方、KdFは、ONDの影響を受けて、一九三三年、ヒットラー政権が、ドイツ労働戦線のなかに組織したもので、日本では直訳して「歓喜力行団」とも呼ばれ、豪華客船に安い費用で労働者を乗せ、北欧へのフィヨルドクルーズをおこなったことはよく知られている。しかし、活動はそれだけではなく、OND同様、労働者に安価な国内旅行や演劇鑑賞を提供するとともに、工場スポーツ・農村スポーツを奨励し、さらには不就学者への社会教育なども実施していた。ドイツ労働戦線の会員はすべてKdFの会員とされたので、組織力においては、ONDをはるかに凌いでいた。日本の厚生運動の理論的指導者のひとりとなる民衆娯楽研究家権田保之助は、その著『ナチス厚生団（KdF）』（栗田書店、一九四二年）のなかで、この組織について「勤労する国民僚友の間に民族協同の精神を燃え上らしめ、民族協同体の結成に熱意を懐かしめやうとする一つの努力」と高く評価している。

ONDにしても、KdFにしても、労働者の余暇を国家が管理することにより、その生活や労働への不満を民族意識の高揚のなかに解消させ、労働力・兵力としての心身を鍛錬させ、統制に順応しうるよう国家への帰属意識を強化させていくものであり、ファシズム

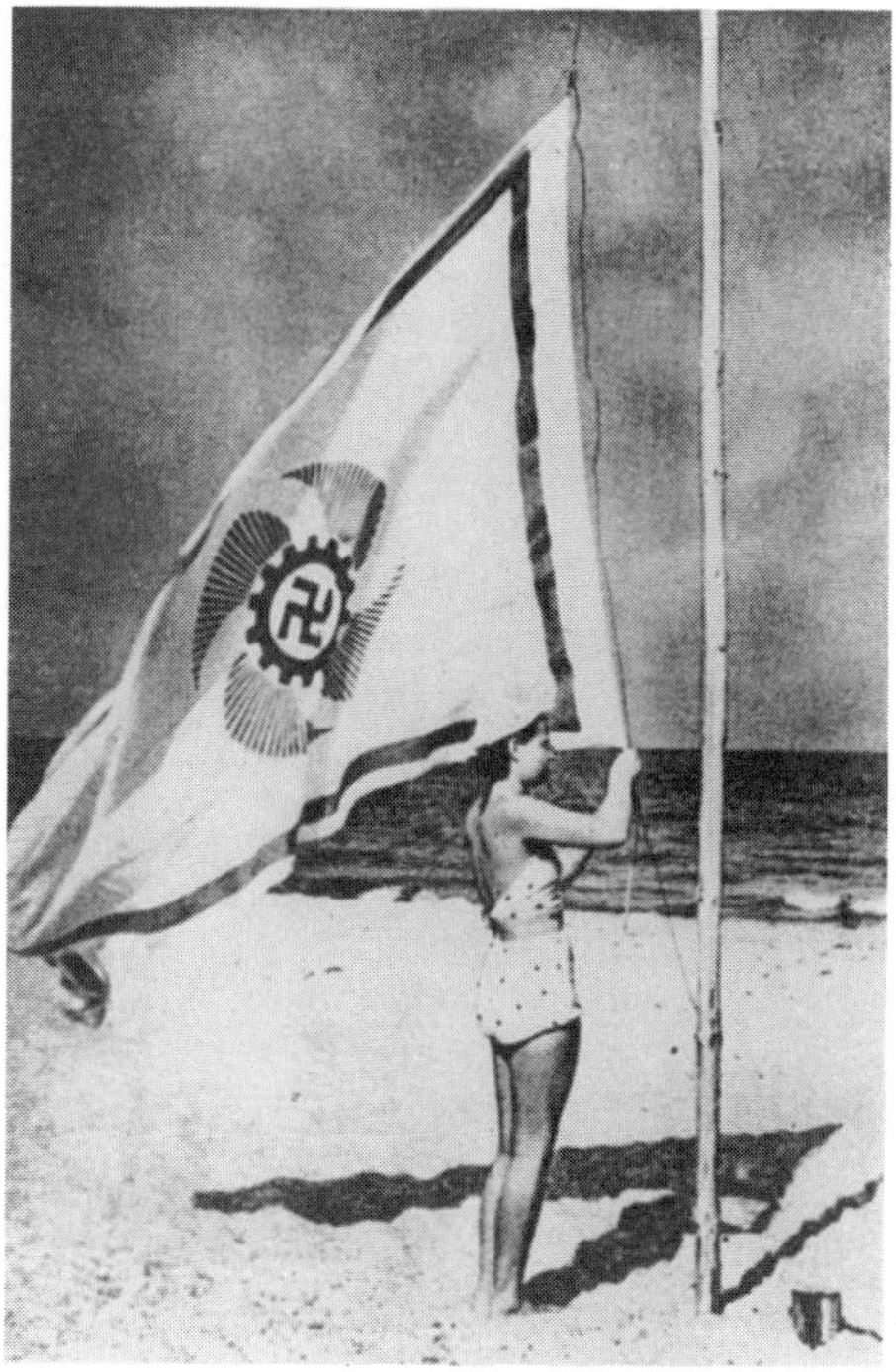

図2　KdFの海水浴場（近藤春雄『ドイツの健民運動』冨山房，1943年）

国家の国民管理統制機構そのものであった。

日本厚生協会では、六月二六日からローマで始まる第三回世界リクリエーション会議、すなわち第三回世界厚生会議に体育課長の村田五郎を代表として派遣した。村田は、厚生会議に出席する前にドイツに行き、ＫｄＦの総会に出席し、それからローマに向かった。ローマの世界厚生会議はＯＮＤの主催で開かれ、ＫｄＦとＯＮＤの運動を見た村田は、ドイツやイタリアが、国家主義・全体主義の立場から余暇をとおして国民を教育していると絶賛するのであった（村田五郎「第三回世界厚生会議代表報告」『第一回日本厚生大会報告書』日本厚生協会、一九三九年）。これからの日本の厚生運動の方向も自ずと決まった。

しかし、七月一五日、第一次近衛文麿内閣は、日中戦争の激化を理由に東京オリンピックの中止を声明、オリンピックとセットになっていた第四回世界厚生会議も中止の運命となる。日本厚生協会を設立した当面の目的は消滅したが、協会は活動を継続し、一一月二日・三日の両日、明治神宮外苑の日本青年館で第一回日本厚生大会を開催した。この大会には、六大都市の代表をはじめ、日本厚生協会に加盟している団体の代表、企業の幹部ら二八二名が参加した。この時の報告書である前掲『第一回日本厚生大会報告書』から、この大会で、何が議論されたのか、どのような行事がおこなわれたのか、について見ておこう。

第一回日本厚生大会

まず、厚生省体力局長児玉政介の開会の辞、日本厚生協会長伍堂卓雄の挨拶、東京市長小橋一太の歓迎の挨拶、そして厚生大臣木戸幸一の祝辞などのなかで、厚生運動に対して「人的資源」の培養・養成のために余暇を善用し心身を鍛錬するという方向が示された。

しかし、分科会のなかでは、吉阪俊蔵・磯村英一が厚生運動の目的として心身の鍛錬を強調する一方、東大教授末弘巌太郎《すえひろいずたろう》が厚生運動の事例として企業の福利施設や共済組合、あるいはＹＭＣＡのような私設社会事業をあげ、心身鍛錬重視の傾向を批判するし、白山源三郎も厚生運動の目的を心身鍛錬より生活合理化に置くなどの異論を唱えた。さらに、日本労働科学研究所の暉峻義等《てるおかぎとう》は、京浜工業地帯の湿地に建設された労働者住宅をあげ、「沼地の中に建設された労働者の住宅を放つて置いて、余暇を善用しろ、体育を行へ、と言つて見ました所で、本当に労働者の体位が向上するでありませうか」と問いかけ、厚生運動の前提として社会政策の充実を求めた。

このように、厚生大会では、厚生運動の定義とか目的が論者によりまちまちであることが露呈された。まだ、厚生運動の方針は不統一であった。

なお、大会にあわせて各種の実技が披露されたが、「婦人厚生の夕」では、東京市内の勤労女性によるスポーツ・舞踊・合唱・合奏・詩吟・行進などがおこなわれ、また、「厚生野球」の名のもとで東京市民軟式野球大会が開催された。これらの実技は厚生運動の具体像を示すものであったが、厚生運動の定義が不明確ななかでは、余暇におこなう行為すべてが厚生運動になってしまいかねない。そこで、当時、厚生運動という位置づけで組織的におこなわれていた実践を紹介して、厚生運動のイメージをもう少し鮮明にしてみよう。

大阪市の厚生運動

厚生運動を積極的に実施していたのが人阪市である。大阪市では、一九三八年（昭和一三）五月に全国最初の体力課を新設、九月には大阪市厚生協会を結成、両者が提携して厚生運動を進めることにした。大阪市が厚生運動に積極的であったことの理由について、高岡裕之氏は、軍部が大阪市の徴兵検査状況が全国最悪であることを問題にして、体力向上に向けた行政改革を求めたことをあげている（高岡前掲「戦時下大阪における厚生運動」）。そうである以上、大阪市の厚生運動が体育重視となるのは当然であり、まず、取り組んだのが市民を対象にした各種体育大会である。体育大会には、水泳・武道・陸上・庭球・相撲・卓球などの市民大会とともに、行軍訓練に当たる市民体育団体断郊大会や市民体育山野強歩大会もふくまれていた。そのほか、市民の心身鍛錬と海事思想普及のための和船操縦指導訓練や、集団訓練を加味したハイキング・遠足、あるいは自転車遠乗会・水泳指導講習会・スキー実地指導講習会などを開催している。

これらは、心身の鍛錬を目的としたものであるが、大阪市はこれ以外にも、職場における民謡体操の指導、市民海の家の開設、ナチスのフィヨルドクルーズのミニチュア版ともいえる「市民厚生船」による瀬戸内海の船旅、「市民厚生列車」による白浜への旅行、魚釣厚生大会の開催など、「勤労者の休養慰楽」についても力を入れ、さらに、市民体位検診・栄養指導、煤煙防止・河川浄化・都市緑化なども厚生運動と位置づけている（深山杲「大阪市の厚生運動」『厚生の日本』創刊号、一九三九年一〇月）。

東京市の厚生運動

一方、東京市では、一九三八年（昭和一三）から「歩け市民の健康路」と銘打って「低廉簡易なハイキングコースを選定」し、市民の「心身鍛錬に資する」とともに、コースに史跡・神社・仏閣などをふくめることにより「敬神崇祖の観念の涵養」に役立てた。また、菊池寛を会長とする東京厚生文化協会を設立、東京市内の関係官庁・関係産業団体・文化団体の指導者を網羅、「都市に於ける勤労者大衆の厚生運動の積極化に乗り出し」た。

また、東京府においては、商店法実施後の商店従業員の厚生運動施設として、「東京市近郊の適当な地に公休日の商店員を集め、午前中は社会事情などの講演、午後はスポーツや農園の作業等を行はせ、慰安と心身鍛錬とに資する」「商工青年道場」、閉店後の店員のための「街の集会所」である「店員の家」などの設置を計画していた（雨宮一雄「厚生指導講座」一『厚生の日本』一巻三号、一九三九年一二月）。

しかし、こうした厚生運動の現実は、商店員への強制や管理をともなう結果となった。

たとえば、一九三九年（昭和一四）七月から八月にかけて、千葉県勝山海岸で東京府・東京市・警視庁・東京商工会議所共催による「店員道場」が開催される。これは、二泊三日のスケジュールで、各商店街から商店員を集め、水泳・体操・講義により心身を鍛える企画であったが、「朝から夜まで殆ど自由の時間と云ふものを与へない」「道場に入つた時、全部金を預つて、絶対金を持たせない」というきびしいもので、指導に当たった東京府の職員も、昼食後の昼寝について「これは絶対にさせるのでありまして、仮令《たとい》昼寝をしたくないと云ふ者があつても、絶対許さない」「仮に一人か二人団体の訓練に不平を持つやうな者があつても、頭からがみがみやります」と、その目的が団体訓練にあることを強調している。

しかし、たまの休みにこのような高圧的な訓練をやられてはたまらない。こうした商店員への強制的な厚生運動には、商店主の間からも批判が出る。東京の下北沢商店街商業組合理事長藤野一之は、団体訓練の必要は認めつつ、「いろいろ性質の変つた者を同じ型に嵌《は》めやうとする所に無理がある」と指摘している。また、映画館や寄席が集中してなにかと「不健全娯楽」の場としてやり玉にあげられる東京浅草の興行組合長大久保源之丞は、厚生運動が心身鍛錬中心となりがちな傾向について、労働者の間に「毎日々々工場で機械ばかりいぢつて居るので、偶《たま》の休には、家でゆつくり休みたいのに、工場の偉い人に連れられて、高尾山に行つて、草臥《くたび》れて、帰つて来てがつかりする」という不満があるので、余暇には映画や寄席のような娯楽も必要であると力説した（座談会「時局下に於ける勤労者の慰楽問題」『厚生の日本』一巻三号）。

このように、厚生運動の方針やその具体像は多様であり、心身鍛錬中心の傾向についても、確固としたものではなかった。一九三九年九月一八日には、都新聞社主催により、東京の八大デパートの女子店員一万五〇〇〇人を豊島園に集めたマス・ゲームがおこなわれるが（住井本次「女子リクリエーション大会」『厚生の日本』一巻二号、一九三九年一一月）、厚生運動とはともすれば、こうした大規模な体育演技のような印象をもたれがちであった。

第二回日本厚生大会

こうした現状を打開すべく、一一月一〇日、日本厚生協会は名古屋市と共同で、同市において第二回日本厚生大会を開催した。名古屋市の厚生運動は、「奨健歩行」を市民に勧めたり、「壮丁皆泳」のスローガンのもとでの水泳を奨励したり、あるいは体操を奨励するなど、体力強化・心身鍛錬が中心で、商店員や工場労働者に対する「慰楽」としては、商店公休日の「講演映画音楽の夕」を開催したり、工場に対し労働者の吹奏楽団結成を奨励する程度であった（稲垣利作「名古屋市の厚生運動」『厚生の日本』一巻二号)。

さて、今回の参加者は、前回よりも増え三三五名で、そのなかには「満州国」からの参加者四名もふくまれていた。分科会のなかで、末弘厳太郎は「厚生運動といふと体操をすることだと誤解して居る人がありますが、これは大きな間違」と明言、科学的な注意をせずに鍛錬ばかり叫んでもかえって健康を害すると痛烈に批判した。しかし、実際に報告される各地の厚生運動の事例は「体育のための体育」という情況であり、理念と現実の間の深い溝は克服されていなかった。

大会では、厚生大臣への答申という形で、今後の厚生運動の重要点を明らかにしたが、そこでは時局産業の従業員には、体育大会・登山・徒歩旅行などとともに、作業の合理化や休養の必要、工場環境の改善、住宅・寄宿舎の整備、音楽会・演芸会の開催などを、農村では祭礼の奉納芸能や盆踊り・村芝居の指導を、家庭の女性には体操や農園・徒歩会の奨励を、そして青年には徒歩旅行の奨励をというように、心身鍛錬一辺倒にならないような配慮がなされていた。ようやく、厚生運動とはどういうものかということが示されつつあったのである。

さらに、この大会では、「紀元二六〇〇年」に当たる翌一九四〇年、大阪で第三回日本厚生大会を「興亜厚生大会」として開催することも決定した。本来、一九四〇年には、第四回世界厚生大会が開かれるはずであったが、東京オリンピックとともに中止になっていた。この「興亜厚生大会」はそれに代わるものとして計画されたわけである（名古屋市編『第二回日本厚生大会誌』一九四〇年）。

松本学と建国体操

「厚生」という語を掲げ、それを実践していたのは、日本厚生協会のみではない。もうひとつ日本体育保健協会があった。この組織をつくったのが松本学《まなぶ》である。松本は一八八六年（明治一九）、岡山県に生まれ、東京帝

松本学のプロフィール

国大学法科を卒業、一九一一年に内務省に入り、静岡・鹿児島・福岡県知事を歴任した後、社会局長官を経て一九三二年（昭和七）に警保局長となり、警察行政のトップとして共産党弾圧や右翼・急進的将校のテロ・クーデターの取り締まりに腕を振るい、一九三四年からは貴族院議員に勅撰されていた。松本は思想問題には弾圧よりも教化が有効と考え、陽明学者安岡正篤《やすおかまさひろ》の影響を受けた金雞学院・国維会系の親軍派官僚（「新官僚」と呼ばれた）

の人脈も活用し、思想善導政策にも熱心であった（小田部雄次「日本ファシズムの形成と『新官僚』」日本現代史研究会編『日本ファシズム』一巻、大月書店、一九八一年）。

警保局長時代の一九三三年、松本は三井・三菱・住友の三大財閥の援助を受けて日本文化連盟を結成し、その傘下に日本芸道連盟・日本労働連合・工場スポーツ連盟・日本古武道振興会・日本民俗協会などの多くの団体を組織した。日本体育保健協会もそうした団体のひとつとして一九三六年に生まれている。これらの組織は、松本が思想善導策として考えたもので、たとえば、日本芸道連盟では、映画・演劇・講談・落語・長唄・小唄などの民衆娯楽をとおしてマルクス主義の思想・文化に対抗することが目指され、工場スポーツ連盟では、スポーツ活動をとおして労働者の思想善導が図られた（粟屋憲太郎「ファッショ化と民衆意識」江口圭一編『体系・日本現代史』一巻、日本評論社、一九七八年）。この日本文化連盟は、一九三七年に、財団法人日本文化中央連盟へと発展的に解消するが、日本体育保健協会の活動は続く。その活動として注目されるのは建国体操の普及であった。

建国体操の考案

一九三〇年代、ラジオ体操はもとより、厚生体操・男子青年体操・女子青年体操・大日本体操・産業体操など実にさまざまな体操がおこなわれている。建国体操もそのひとつなのであるが、ここでこの体操にとくに注目するのは、警保局長を経験した松本学が推進したという理由からである。

一九三六年（昭和一一）秋、松本はベルリンオリンピックから帰国した文部省体育研究所技師大谷武一と会った。大谷はラジオ体操考案の中心的人物であったが、ラジオ体操は西洋的なものをイメージしていたのに対し（黒田勇「ラジオ体操と健康キャンペーン」津金澤聰廣編『近代日本のメディア・イベント』同文館、一九九六年）、松本は、それより「もっと力強い、しかも信念に燃え、魂を打ち込んだ心身一如の新しい体操を案出して国民精神の作興《さっこう》と国民体位の向上をはかる一大国民運動を起こして皇紀二千六百年（昭和15年）を奉祝」しようと大谷に語った（松本「建国体操国民運動の提唱」『新体育』三七巻四号、一九六七年四月）。大谷も同意し、ここに建国体操が生まれることになる。

松本は、のち、一九四〇年七月二四日、文部省体育研究所で開かれた第四回建国体操指導者講習会の講演のなかで、建国体操は「主として大谷先生がお創作《つくり》になつたのでありますが、古武道の諸先生方がいろいろの型を実演されるのを、よく数回に亘《わた》つて研究されて、出来上がつた」と説明している。松本の日記によれば、一九三六年一〇月七日に開いた建国体操についての古武道関係者との相談会には民俗学者の折口信夫《おりくちしのぶ》も出席し、一二月二四日、東京小石川の茗渓《めいけい》会館で、建国体操の発表会を開くにいたる。

建国体操は、古武道の突く・打つ・切るの型を基本とした前操・後操・終操の一五動作から構成され、体操の前後に建国体操前奏歌と建国体操讃歌を歌うことになっていた。このふたつの歌はいずれも作詞は北原白秋、作曲は山田耕筰《こうさく》である。

建国体操前奏歌

一　国のはじめの星雲《あおぐも》を、エイ　仰げ我らが眉のうへ、
　　起てよ、勇めよ、この土に、起てよ、勇めよ、この土に、エイ

二　君と民との弥栄《いやさかえ》、エイ　祈れ大和の橿原、
　　打てよ、柏手、この朝、打てよ、柏手、この朝、エイ

三　匂へかゞやく日のごとく、エイ　響けたましひ鳴れよ腕
　　克てよ、貫け、この誠、克てよ、貫け、この誠、エイ

四　放て眸《ひとみ》を大空へ、エイ　開け翼を海のそと、
　　行けよ、飛び越せ、この土を、行けよ、飛び越せ、この土を、エイ

建国体操讃歌

一　天地をつらぬく日本武道、汝あり、我あり、断じて起たむ。

克つべし、力ぞすなはち、気魄《きはく》、破れよ障礙《しょうがい》、これ我が精神。

二　太古に闢《ひら》けし日本国土、正大凝るあり、潔めにきよむ。
うつべし、剣はすなはち仁義、祓へよ穢れを、これ我が精神。

三　自然の快活、日本男子、渾身胆あり、仰ぎて勇む。
知るべし、神機はすなはち呼吸、徹《とお》れよ明朗、これ我が精神。

四　礼あり、律動、日本武道、神洲、朋《とも》あり、信じて往かむ。
起つべし、この秋、すなはち国士、則《のっと》れ、建国、これ我が精神。

前奏歌の歌詞が平易であるのに対し、讃歌は歌詞も内容も難解である。前者で体操前の気勢を盛り上げ、後者で体操後の厳かな雰囲気をつくることを狙ったのであろう。一九三七年（昭和一二）二月一一日の「紀元節」に、東京芝公園で、日本主義に立脚する産業労働倶楽部《クラブ》の労働者約一〇〇〇人が建国体操を披露するが、松本は、これを「建国体操最初の試み」と日記に記している。

建国体操の流布

日本体育保健協会は、東京の九段下病院の経営と建国体操の普及とが主な任務となるが、とくに活動の軸は後者に置かれ、協会内に建国体操ノ会も設けられ、一九三七年以降、建国体操は「皇紀二六〇〇年」に向けて、県庁職員・教員・警察官・学生・生徒・児童・青年団・工場労働者などさまざまなひとびとに、流布されていった。

また、日本体育保健協会では、「満州国建国体操」の普及も計画する。これは、一九三五年五月、「満州国」皇帝の溥儀《ふぎ》が訪日した際に発せられた「回鑾《かいらん》訓民詔書」に基づき「満州国」文教部が制定したもので、協会では、「満州国」建国記念日の三月一日、「回鑾訓民詔書」発布の記念日である五月二日、満州事変勃発の記念日である九月一八日には、日本でもおおいにこの体操を実施しようと提唱した（日本体育保健協会『建国体操の普及提唱』）。松本が建国体操を思いつくのも、「満州国建国体操」の存在が影響したのではないだろうか。

さて、日本体育保健協会は、一九三八年一〇月、機関紙『厚生時代』を刊行する。これは事実上、建国体操ノ会の機関紙であり、当初は新聞版であったが、翌年一月からは雑誌版となる。その第一号の巻頭、松本は、「将来日本を考へる時今や厚生第一の時代と云はねばならぬ」と力説したうえで、建国体操の意義について「唯単《ただ》に体操としてでなく、一つの『行』として考へておる、個人の『行』であるばかりでなく団体の『行事』として実施したい」と述べ（松本「厚生時代の巻頭へ」『厚生時代』一号、一九三八年一〇月）、以後も、

「建国体操は決して単純な体操運動ではありません。体操と云ふ形式を通して即ち形からは入（ママ）つて行く精神作興運動であります。建国の大精神即ち八紘一宇《はっこういちう》の大理想を具現発揚せんとする一大国民運動であります」（松本「行事としての建国体操」『厚生時代』二号、一九三八年一一月）、「少なくとも各人は毎日建国体操を行つて、其《その》僅か五分か十分かの間だけでもよいから其間は非常な熱意で建国精神に専念し、精神統一をはかれ、それによつてこそ国民精神作興の実を挙げ得るのだ」（松本「建国体操の精神」『厚生時代』三号、一九三八年一二月）など、建国体操をとおして建国精神の発揚を強く訴えていった。

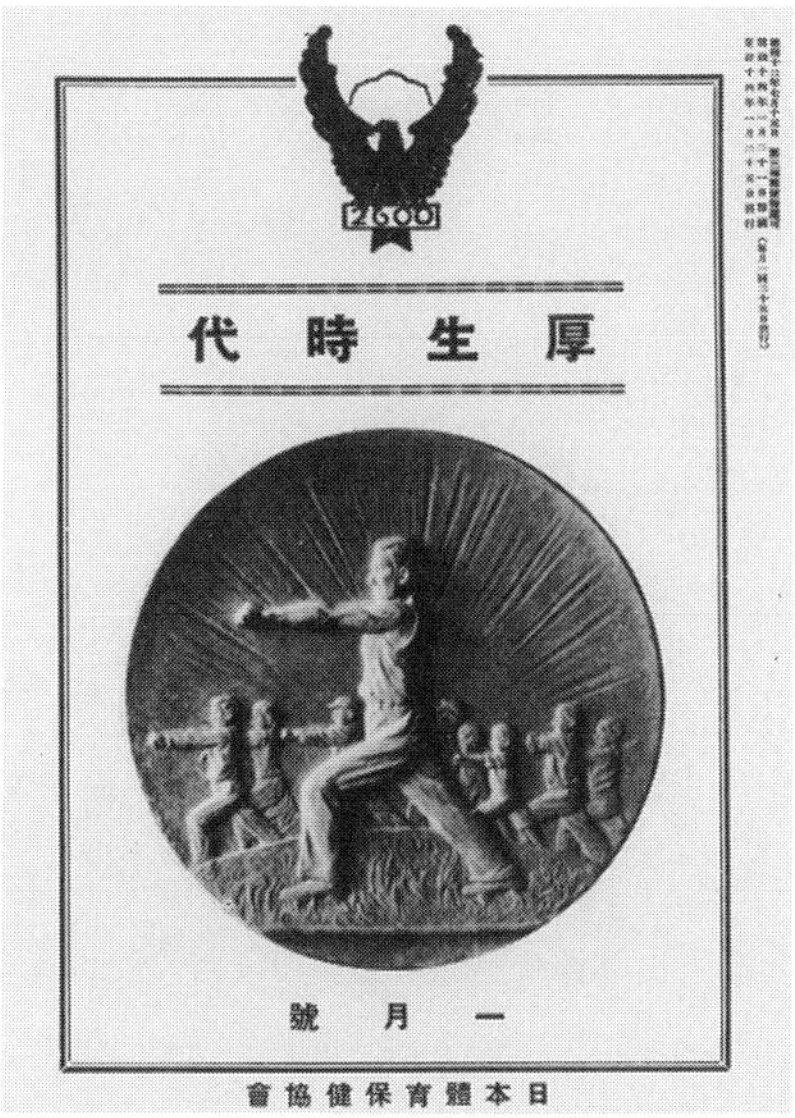

図3　『厚生時代』2巻1号表紙（1939年，国立国会図書館憲政資料室蔵）

したがって、建国体操はただ体操のみをおこなうものではなかった。赤地に「建国神話」にちなんだ八咫鏡《やたのかがみ》と金鵄《きんし》をあしらった旗を持っての行進、そして建国体操前奏歌・建国体操讃歌の合唱をともなう。すなわち、行進・合唱・体操の三つで建国体操は完成する。松本は、これらを総称して「養正行事」と呼んだ。「養正」とは、『日本書紀』に記されている神武天皇の建国の詔中にある「弘皇孫養正之心」（皇孫の正を養ひたまひし心を弘めむ）の文言にちなんだもので（松本「建国体操は皇紀二千六百年から」『厚生時代』三巻三号、一九四〇年三月）、意味は「正義の心を養うこと」である（『広辞苑』）。

横浜市の建国体操

では、建国体操は、具体的にどのようにして広まったのか。建国体操ノ会では、五〇人以上の会員で分会を設けることにしていたが、『厚生時代』二巻七号〜三巻二号（一九三九年七月〜四〇年二月）および三巻六号（一九四〇年六月）に紹介された分会二八九のうち、横浜市に三分の一近い九二が集中し、松本の出身地岡山県は二六にすぎない。このことからも、建国体操は横浜市に集中的に普及したということができる。そして、横浜市のなかでもとくに中区に分会が多い。一九三九年七月に文部省体育研究所でおこなわれた第三回建国体操指導者講習会でも、受講者の大部分が横浜市からの参加者で、とくに女性はすべて横浜からであったという（初雁次郎「建国体操講習会を終了して」『厚生時代』二巻八号、一九三九年八月）。以下、横浜市、とくに中区の建国体操について見ていこう。

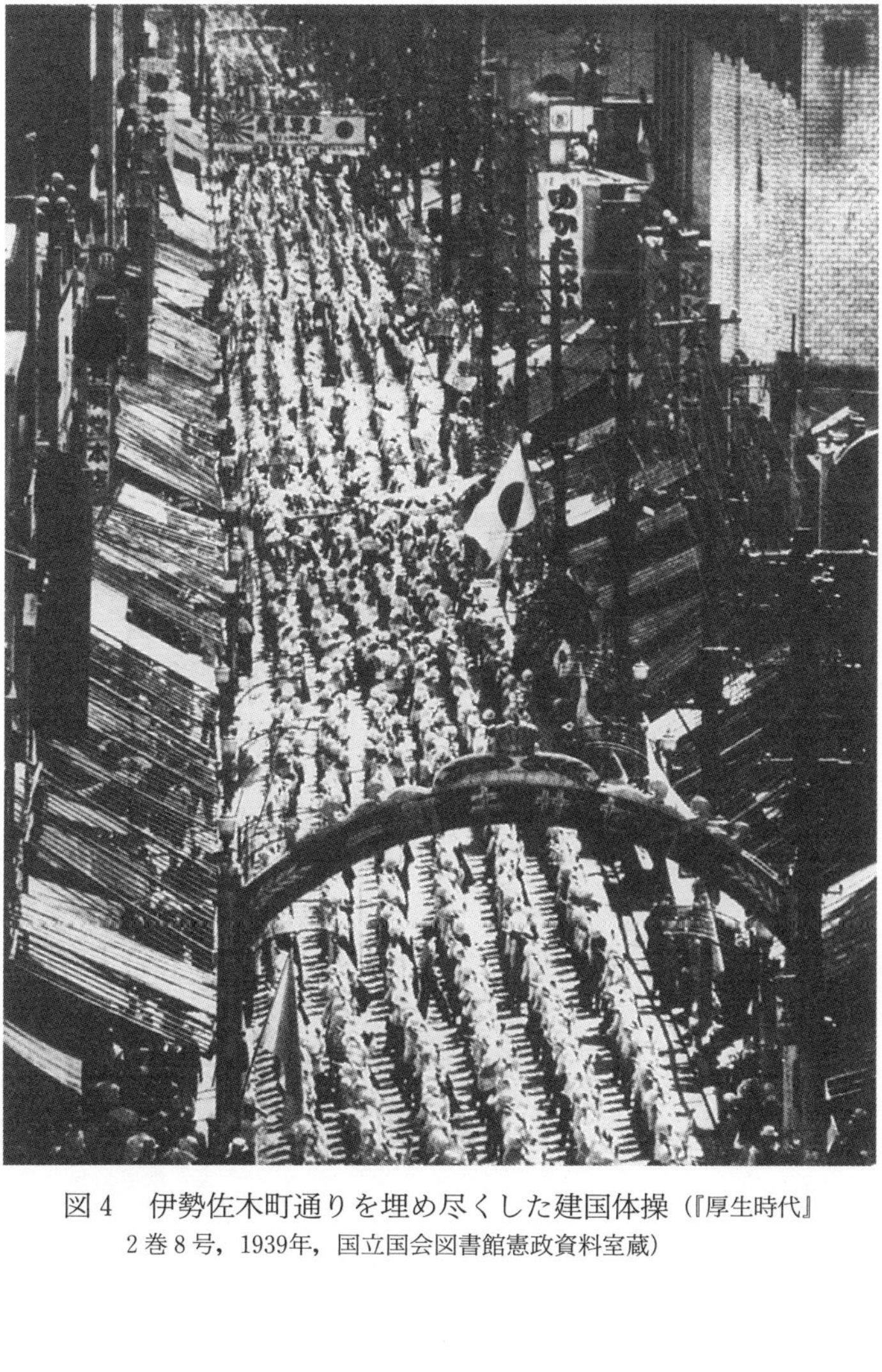

図4　伊勢佐木町通りを埋め尽くした建国体操（『厚生時代』2巻8号，1939年，国立国会図書館憲政資料室蔵）

横浜市中区といえば、伊勢佐木町や中華街など横浜の繁華街をふくんでいるが、この地域で建国体操が盛んになったのには、伊勢佐木警察署長坂元清剛の存在が大きい。坂元は、学生時代から松本に私淑していたといわれ（神奈川県警察史編さん委員会編『神奈川県警察史』中巻、神奈川県警察本部、一九七二年）、建国体操に傾倒するとともに、松本とも家族ぐるみで交流をするなど、建国体操の普及に大きく貢献し、一九四〇年には横浜市体育課長、さらに磯子区長に就任している。

伊勢佐木警察署では、一九三七年一〇月一九日、国民精神総動員運動週間の行事として、県知事半井《なからい》清臨席のもと、松本を招いて署員一同に建国体操の指導を一時間半にわたっておこなった（『横浜貿易新報』一九三七年一〇月二〇日）。建国体操ノ会の最初の分会は伊勢佐木警察署に生まれ、さらに同署管内の分会により、建国金鵄《きんし》会も結成されている。

中華街の建国体操　建国金鵄会は、一九三九年（昭和一四）一月五日、吉田小学校で出初式をおこなった。これを報じた一月六日付『横浜貿易新報』は、参加者を五〇〇名と伝えている。それによれば、参加者は同小学校から伊勢佐木町・野毛山と行進したのち、伊勢山皇大神宮にいたり、神社前の広場で建国体操を奉納し、「皇軍武運長久」を祈願して解散したという。

では、こうした建国体操に参加したのはどのようなひとびとであったか。一九三八年一一月一五〜一八日、日本体育保健協会は神奈川県・横浜市・伊勢佐木警察署・建国金鵄会の後援を受けて、横浜小学校で建国体操指導者講習会を開催した。その受講者名簿を見ると、受講者には会社員・教員・医師・警察官・商店経営者・飲食店経営者・商店員・飲食店員・芸妓などさまざまな職業のひとびとの名前が記されている。

坂元は「管内の芸妓組合やカフェー組合の幹部よりも依頼せられて此等《これら》の人々二千五百名にも教へた結果、第一彼女達の朝起を早め、不規律なりし生活を根本より改革せしめ、血色はよくなり、無駄使はしなくなつたとて組合幹部の連中や抱主等より深く感謝せられて居る」（坂元「警民一如」『厚生時代』二号、一九三八年一一月）とも語っているが、芸妓やカフェーの従業女性など、売春をしている可能性が高いとして、警察から取り締まりの対象となっているひとびとにも、建国体操は広められていった。坂元は、民衆を取り締まるだけではなく、建国体操をとおして警察と民衆の相互理解が深まること、すなわち「警民一如」を期待していた。まさに、これは、松本学の思想善導策の考えとも一致するものである。

『厚生時代』には、このほか、工場や農村にも建国体操が普及していることが報じられているが、わたくしが注目するのは中華街の華僑《かきょう》への浸透である。

日中戦争勃発後、帰国せず日本に残留した華僑は、日本が中国占領地に擁立した傀儡《かいらい》政権を支持せざるを得なくなる。横浜在住の華僑も、一九三八年（昭和一三）二月二〇日には、北京に成立した傀儡政権「中華民国臨時政府」支持を表明、「日華親善」の方針を選択した（東海林静男「戦時下における外国人の動向」『横浜市史II』一巻・下、横浜市、一九九六年）。

中華街にある中華公立学校でも一九四〇年代に入ると、軍事教練がおこなわれたというが（読売新聞社横浜支局編『落地生根—横浜中華街物語』アドア出版、一九九八年）、同校が早くから建国体操に参加するのは、「日華親善」の姿勢を証明するためであった。

一九三八年一二月一五日から六日間、坂元清剛は中華公立学校に赴き、生徒に建国体操を指導、さらに前述した一九三九年一月五日の建国金鶏会の出初式にも生徒四十余名が参加し（陳洞庭「建国体操についての感想」『厚生時代』二巻二号、一九三九年二月）、横浜在住華僑の指導者である横浜中華会館理事長陳洞庭の発声で「日支両国の万歳」を三唱している（松本角蔵「建国体操出初式」『厚生時代』二巻二号）。同校訓育主任の呉伯康も「坂元署長殿は日華親善を建国体操より始められた事は最も良い方法と思ひます。其の主義は非常に正しく其の意味は非常に深遠である。纏《まと》めて云へば体育を主唱し、日華両国に力強い親善国家を建設し、もう一歩進めば永遠の東亜和平を確保することが出来ると信じます」との賛辞を贈っている（呉伯康「宴会中一言申上げます」『厚生時代』二巻二号）。以後も、建国体操は「日華親善」に活用され、日本の児童と中華学校の児童とが輪になって建国体操をおこなうという光景も見られるようになる（藤田甚兵衛「次代の青年と建国体操」『厚生時代』二巻九号、一九三九年九月）。

「東亜建設」と建国体操

松本学も、もちろん、建国体操の中華学校への普及を歓迎する。一九三九年の初夢は「日本は赤地に八咫鏡と金鵄、満洲は黄地に八咫鏡と蘭花、支那は紫地に八咫鏡に麒麟《きりん》の旗を制定して三国民が此三色の旗をおし立てゝ堂々と大行進をする。共に心を一にして建国体操をやる」というものであったというが（松本「東亜建設と建国体操」『厚生時代』二巻一号、一九三九年一月）、これは決して空想ではなかった。前年一〇月九日、松本は日記に「将来満洲国に建国体操分会を設置することとし、黄色の旗を制定することとした」と記しているし、一一月一四日、警察講習所で建国体操を教えた際には、「支那留学生二十名、満洲国の者六十名には特に熱心に教えて、指導者として帰したい」とも記しているからである。松本の初夢は現実に進行していたのである。

また、建国体操は、神奈川県下の在日朝鮮人の間にも広められた。神奈川県内鮮協会横浜市部神奈川分会では、一九三八年五月の国民精神総動員健康週間に際して「百十名の団服をつくり団体訓練を行ふがこの週間中に全国を風靡《ふうび》してゐる建国体操を全員に伝拶意義あらしむべく計画を進めてゐる」と五月一三日付『横浜貿易新報』は伝えている。神奈川県内鮮協会は一九三九年七月三日に神奈川県協和会に改組されるが、以後も建国体操を朝鮮人の「皇民」化政策に取り入れ、一九四三年七月一～一二日、九月二九～一〇月七日に開いた労務者指導員錬成会でも参加者に建国体操を指導した（『厚生時代』六巻七号・九号、一九四三年九月・一一月）。

もうひとつの厚生運動

さて、松本学が考える日本体育保健協会の運動は、日本厚生協会の厚生運動とは性格を異にしている。日本厚生協会のそれが余暇を利用した心身の鍛錬であり、実際には体育運動に流れていたのに対し、松本の場合は、毎日継続しておこなう建国体操を軸とした「養正行事」により建国精神を自覚させることが、その目的であった。心身の鍛錬という点では、「身」より「心」の方を重視していた。

松本は「厚生運動なるものが、とかく一方に偏してはゐないか、と疑はれる節がある。

即ちそれは余りに肉体的な物質的な方向にのみ傾いて精神的な方面が閑却されて居ると云ふ嫌はないだらうか、今日の厚生運動をもつと基本的な即ち国民文化的な基礎づけをして、其《そ》の土台の上にもつと大乗的な心身一如の運動にまで発展せしめねばならぬのではなからうか」と明言している。松本の求める運動は「行《ぎょう》」であった（松本「厚生運動と国民文化」『厚生時代』三巻二号、一九四〇年二月）。

通常、厚生運動というと日本厚生協会のもとでの運動を指し、本書でもその意味でこの語を使用するが、松本は建国体操も厚生運動と考えていた。たしかに、建国体操は、日本厚生協会のそれとは方針を異にするもうひとつの厚生運動とみなすこともできる。日本厚生協会、そして日本体育保健協会、両者は、対立する認識をはらみながら、「紀元二六〇〇年」の一九四〇年、それぞれのクライマックスを演出することになる。

「紀元二六〇〇年」と厚生運動

大企業中心の厚生運動

一九四〇年（昭和一五）一月一六日、大阪市厚生協会は「大阪市に於ける厚生運動を語る」というテーマの座談会を開いた。これは一〇月に大阪市で開催が予定されている興亜厚生大会に向けた企画であり、在阪の大日本紡績・大阪瓦斯《ガス》・丸紅商店・住友本社・大丸の各企業の担当者が、それぞれの企業内の厚生運動について語っている。それらに共通するのは、体力向上のための体操・体育活動であった。しかし、ここに紹介されたのは、すべて大企業の事例である。出席した大阪市助役の森下正一は、市内の工場について、従業員五〇人以上一〇〇人未満では六割、一〇〇人以上五〇〇人未満では七割、五〇〇人以上では九割が、何らかの厚生運動をおこなっているが、従業員五〇人以上の工場は市内の工場全体の二％にすぎず、残り九八％の中小工場や中小商店ではどれだけ厚生運動をおこなっているか疑問であると語っている。

事実、大阪市商店街連盟の草刈孟は、小売商店の厚生運動について、組織や費用がなく、また休日もまちまちであり、店主側からは「市役所は店員の遊ぶやうなこと或は金が要るやうなことばかり云つて我々の儲けになるやうなことは一寸も指導せぬ」と、従業員側からは「僅か一日の休みに堅苦しいやうなことをやつて貰《もら》つたら、どうもならぬ。自由に遊ばして貰ひ度《た》い」と、それぞれ苦情が出されていることを報告している（座談会「大阪市に於ける厚生運動を語る」『厚生の日本』二巻三号、一九四〇年三月）。こうしたことからも、厚生運動の先進地である大阪市においても、それは大企業中心であり、中小零細の企業や商店では厚生運動はいまだ浸透せずという状況であったと言える。

「オリンピア」の感動

このような現状を前にして、日本厚生協会では、体育偏重という傾向を克服し、厚生運動の裾野を拡大するために、余暇の「健全な娯楽」（慰楽）についても指導に本腰を入れなければならなくなった。厚生運動における音楽・演劇・映画などの役割が重視されるようになる。音楽では職場におけるブラスバンドや合唱団などの活動が、演劇では企業や農村で演じられる「素人演劇」の指導が、映画では戦争映画・国策映画・文芸映画の上映が、それぞれ奨励された。

その際、「優秀な映画」として奨励されたもののひとつが、「オリンピア」であった。「オリンピア」はレニ・リーフェンシュタール監督によるベルリンオリンピックの記録映画で、開会式・閉会式と陸上競技からなる第一部「民族の祭典」、水泳・体操・ヨット・馬術など陸上以外の競技からなる第二部「美の祭典」から構成される。映画は一九三八年に完成し、ヒトラーの誕生日に当たる四月二〇日、封切られた。まさにヒトラーに捧げら

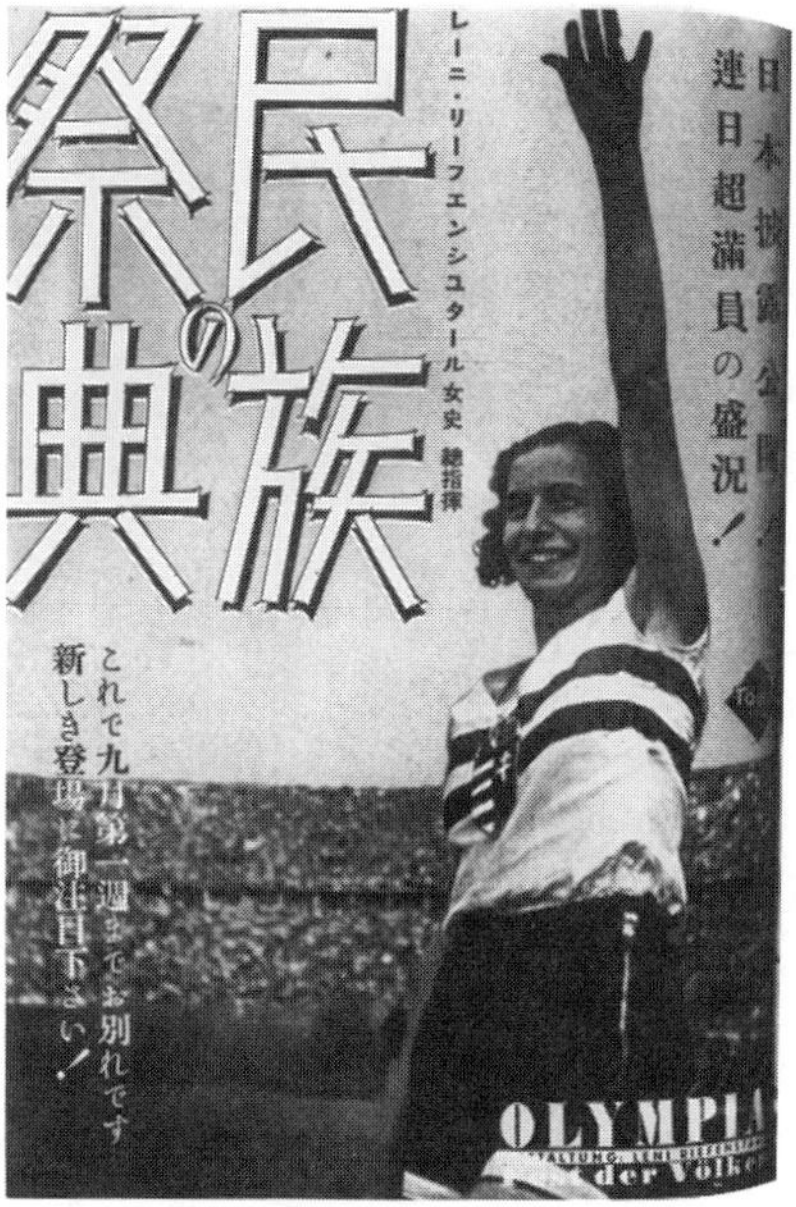
連日超満員の盛況！
レーニ・リーフェンシュタール女史 總指揮
民族の祭典
これで九月第一週までお別れです
新しき登場に御注目下さい！
OLYMPIA

図５　「民族の祭典」宣伝広告（『キネマ旬報』720号，1940年，国立国会図書館蔵）

れた映画である。

以後、この映画はドイツのみならず、世界各国で上映されるが（アメリカでは、ユダヤ人迫害への抗議の声が強く上映できなかった）、日本では「民族の祭典」が一九四〇年六月、「美の祭典」が同年一二月に封切られた。本来ならば、東京オリンピックが開かれるはずであったこの年、国民は、日本選手が活躍したベルリンオリンピックの記憶をよみがえらせ、興奮した。映画は記録的な成功を収め、『キネマ旬報』七二一号（一九四〇年七月）は、「民族の祭典」は「勝利の凱旋」をしたと伝えている。

「オリンピア」は興行的に成功しただけではなく、映画評論家の間でも絶賛を浴びた。「一つのオリムピック競技を、たんなる観光事業や博覧会的な見世物でなく、それによつて自国の国家的威力と民族的優秀性を宣揚してゐるところに、ドイツの文化政策がいかにすぐれたものであるかを知らねばならぬものがある」（滋野辰彦「民族の祭典オリムピア第一部批評」『キネマ旬報』七二二号、一九四〇年七月）、「一篇のスポーツ記録であると同時にこの映画はナチス・ドイツの体育文化の優秀性を結果において示してゐる」（飯田心美「『オリンピア』第一部を見る」『映画之友』一八巻七号、一九四〇年七月）、「独乙《ドイツ》はオリムピック大会がベルリンに開催されたと言ふ又となき機会を捉へて、自国の有する最高の技術と最緻の芸術眼を総動員して、之が民族だ!!　と云ふ壮大にして且《かつ》厳粛なるテーマを今日の凡《すべ》ての芸術が達し得る最高の限界に於て表現する事に成功」（積田義雄「『民族の祭典』について」『映画企業』三巻六号、一九四〇年六月）など、単なる記録映画という評価を越えて、民族意識を高揚させるナチス映画文化の象徴とみなす賛辞が与えられた。日本厚生協会理事の吉坂俊蔵も「開始から終まで、実に感動を以《も》つて見ました。さうして何だか若返へつた様な気持を持つて出て来ました」との感想を述べている（座談会「映画と厚生運動」『厚生の日本』二巻九号、一九四〇年九月）。

日本厚生協会は、厚生省の後援を受け協調会・産業報国連盟との間で勤労者厚生文化協議会を設立し、九月一五日に東京劇場で「民族の祭典」の上映会をおこなった。このときの観衆は二二〇〇名に及んだという（『厚生の日本』二巻一〇号、一九四〇年一〇月）。

協会では、一九四一年になってからも、二月六〜一九日、東京・横浜の映画館四館での「美の祭典」の上映を後援し（『厚生の日本』三巻三号、一九四一年三月）、三月二〇日〜四月三〇日には東京市内と近郊の会社・工場で「民族の祭典」の巡回映写会をおこなっている（『厚生の日本』三巻六号、一九四〇年六月）。

厚生運動と芸術

さて、日本厚生協会のこうした方針を受けて、東京市でも一九四〇年(昭和一五)八月に、公園巡回映画音楽会を開催していく。これは日本厚生協会と東京市が主催し、東和映画・松竹・日本ビクターの協賛を得た企画で、市内九ヵ所の公園で「銃後の市民に対してその日の仕事の終った後、公園の野外で明朗な音楽と健康な映画を楽しませよう」という趣旨で、音楽・映画の実演をおこなった。初日の八月六日、有栖川宮《ありすがわのみや》記念公園で開かれた会では、舞踊・独唱・アコーディオン演奏・吹奏楽・映画がおこなわれ、観衆は九〇〇〇名に達したという。

また、愛知県一宮市では二月三日、市役所に厚生音楽協会が設立され、八月八～九日には音楽と吟詠体操講習会を開き、一宮市と尾張西部地方の工場・会社・商店の体育指導員約六〇名が参加、吟詠体操の講習、レコードによる音楽鑑賞、合唱の練習がおこなわれた(『厚生の日本』二巻九号、一九四〇年九月)。以後、後述するように、一宮市は厚生運動の軸を音楽に置き、独自の実践を続けていく。このように、一九四〇年に入り、厚生運動も多様化するべく模索していた。

興亜厚生大会

こうしたなか、一〇月一六～二〇日、大阪市の中央公会堂を主会場として同市・日本厚生協会・大阪市厚生協会主催による興亜《こうあ》厚生大会が開か

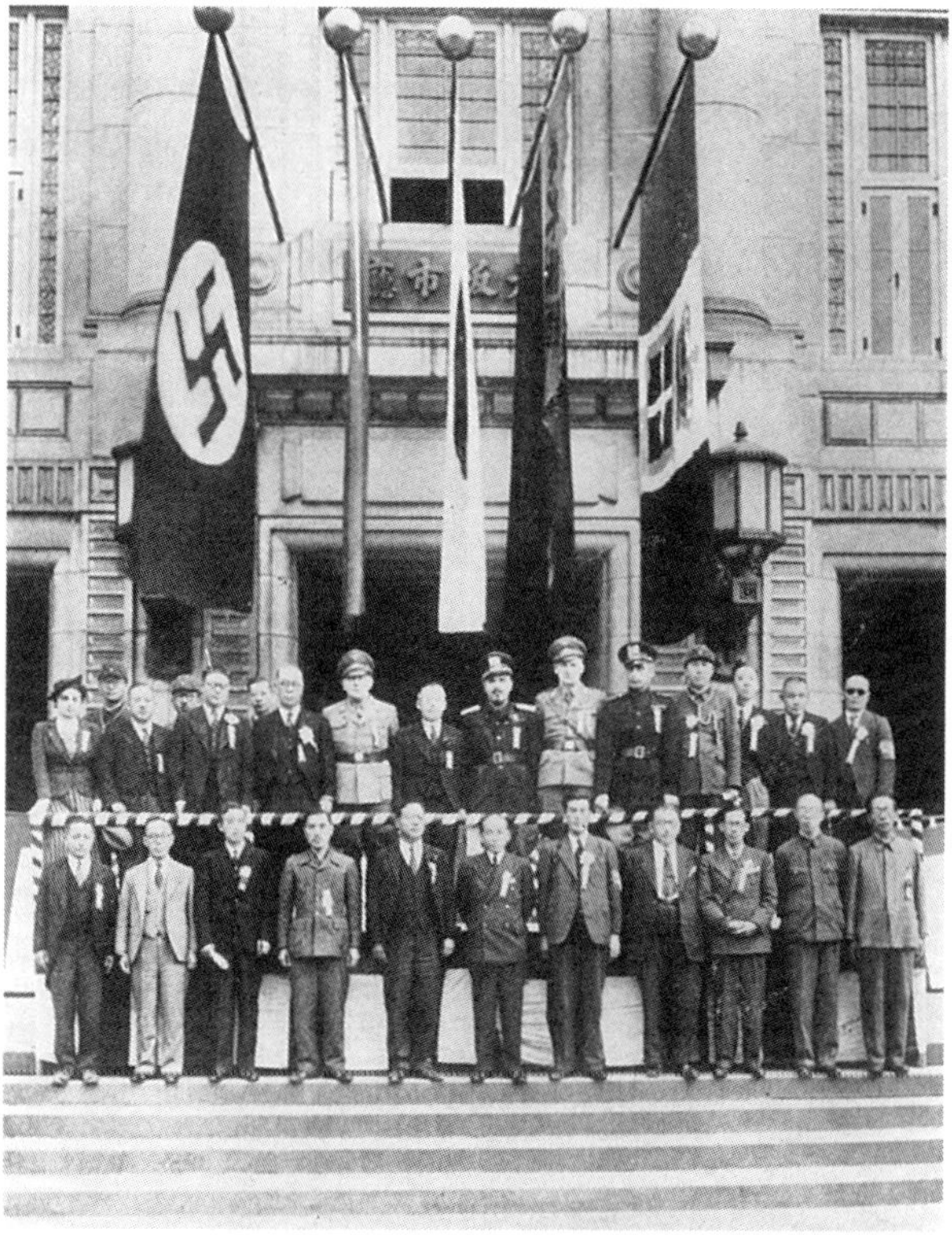

図 6　興亜厚生大会出席の日独伊代表（興亜厚生大会事務局『興亜厚生大会誌』1941年）

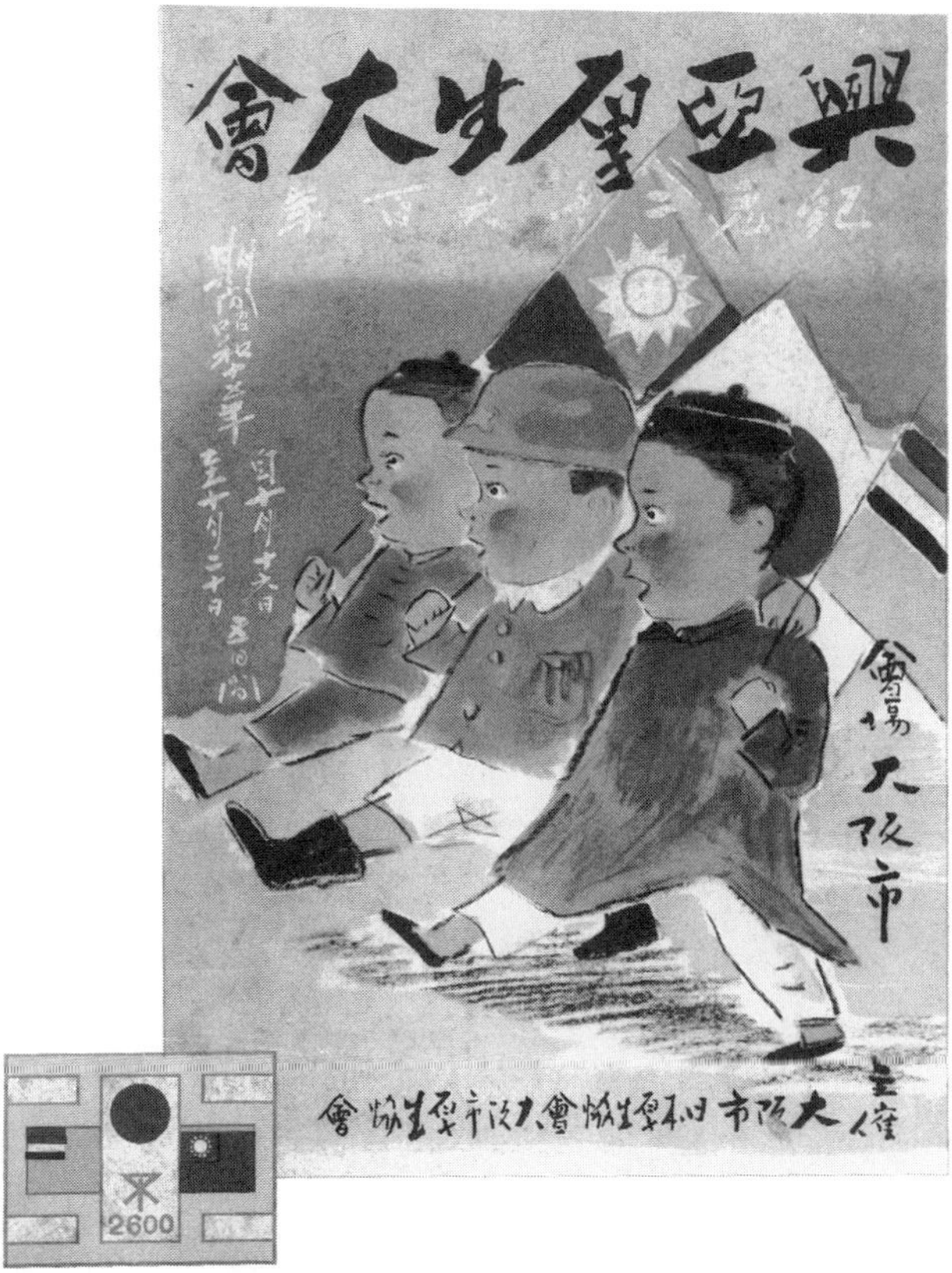
興亞厚生大會
會場 大阪市
主催 大阪市 日本厚生協會 大阪市厚生協會
2600

図７　興亜厚生大会ポスター（興亜厚生大会事務局『興亜厚生大会』1941年，早稲田大学演劇博物館蔵）

れた。これには、当初、第二回世界リクリエーション会議の議長を務めたアメリカのグスタウ・タウン・カービーが出席する予定であったが、取り止めとなった。九月二三日の日本の北部仏印出兵、さらには同月二七日の日独伊三国軍事同盟の調印が、その理由であったことは明らかである。

代わって、ドイツからはナチス党組織部長クラウス・ゼネツネル、ナチス党訓練部長・ナチス党指導者養成大学長オットー・ゴーデスが、イタリアからはOND理事長フランチェスコ・グロッシイ、同外国部長ピエトロ・タリアヴィアが出席した。まさに三国同盟を誇示する大会となった。

大会には、「興亜」の趣旨に沿い、樺太から五名、朝鮮から六名、「関東州」から三名、「満州国」から五〇名、日本の傀儡《かいらい》政権である「汪兆銘《おうちょうめい》政権」下の中国華北から一五名、華中から九名、日本軍に支援された「蒙古連合自治政府」から六名、「南方共栄圏」のタイから一三名、インドから一三名、インドネシア（蘭印）から五名、ビルマから七名、フィリピンから四名、アフガニスタンから二名の参加があり、さらに、「南方共栄圏」からの留学生も参加した。一六日の開会式には、これらの参加者をはじめ、日本厚生協会員二〇〇名、大阪市厚生協会員八八〇名が参加し、旧朝鮮王家の李垠《りぎん》も臨席した。「紀元二六〇〇年奉祝」「興亜」という趣旨のもと、これまでの東京や名古屋で開催された日本厚生大会とは、スケールにおいても大きく異なった大会となった。

大会の主な日程は、一六日の午前中に開会式と総会、午後に橿原神宮での奉納学童体錬大会、夜には歌舞伎座で市長招待観劇会、一七日の午前中が特別講演と分科会、午後は甲子園球場で甲子園厚生大運動会、夜は日独伊厚生大講演会、一八日の午前中は分科会、午後は優秀職場視察、夜は国際厚生の夕《ゆうべ》、一九日は午前中が総会と閉会式、午後は優秀職場視察と市民厚生大行進、夜は市民厚生の夕、二〇日は午後に優秀職場視察となっている。以下、大阪市役所内に設けられた興亜厚生大会事務局が編纂した『興亜厚生大会誌』（一九四一年）により、大会の様子を見ていこう。

厚生運動と「皇国精神」

日本厚生協会長の伍堂卓雄は、開会式の式辞のなかで「健全なる肉体と旺盛なる精神を有する人的資源の培養強化と、皇国精神に透徹したる人格の養成こそ国家発展の源泉である。厚生運動の重要なるは一に此の点に懸つて居る」と述べ、一七日の「皇道厚生運動の真意義」と題する特別講演でも「高度国防国家の国民として最も肝要なことは、国民生活を刷新致しまして身心の鍛錬に努め、如何《いか》なる難局に逢着致しましても、笑つてこれを突破するの覚悟あることであります。斯《か》くの如《ごと》き訓練を行ふことが、日本の厚生運動の目標でありまして、単に労働階級の福祉を増進せんとする為《ため》のみではない」と、「皇国精神」に基づく厚生運動という方針を示した。

分科会では、全国の厚生運動の報告やそれぞれの厚生運動論が語られたが、ひとり当たりの持ち時間が一五分と少なく、質疑応答・討論の時間もなかったので、各報告者が一方的に自分の主張を述べるだけに終わっている。したがって、そこでは、多様な厚生運動論が展開される結果となり、分科会をとおして厚生運動とは具体的に何をおこなうべきなのかという点についての明確な方針は今回も発見できなかった。

このように、「皇国精神」に基づく厚生運動と言いつつも、その具体像は大会で明示されなかったが、種々の演技は大規模におこなわれた。大会の目的は、むしろ、こちらの方にあった。

まず、橿原神宮での奉納学童体錬大会には大阪市内から児童一万人が参加しているし、甲子園厚生大運動会には、大阪市内の中学校・女学校の生徒、百貨店・工場・商店の従業員、連合青年団の中堅団員・大阪市西区西六青年団員、全関西吹奏楽団員、それに一般市民ら二万人が体操・行進・合唱・自転車訓練などの演技をおこない、観衆は四万人に達し、市民厚生大行進では大阪市内の警防団員・中学校生徒・少年団員・青年団員・市民体操指導者らが御堂筋を行進した。

また、日独伊厚生大講演会には、タイ、フィリピン、インドネシア、ビルマ、インドからの留学生も演壇に立ち、国際厚生の夕では、日本、中国、イタリア、インドネシア、タイ、ドイツ、フィリピン、ビルマ、インド、「蒙疆《もうきょう》」の歌曲や舞踊が演じられ、「興亜」の宣伝に貢献した。こうして、興亜厚生大会は、厚生運動の質を高めることより、日独伊の団結と日本が欧米勢力をアジアから駆逐し、日本がアジアの新たな支配者になるという「興亜」の理念を強調して閉幕した。

なお、この大会で、産業報国運動と厚生運動の関係が話題となっていた。

産業報国運動と厚生運動

産業報国運動とは、職場で労働組合を解散して産業報国会（産報）を結成させ、政府主導の労働者管理を推進するもので、すでに、厚生省労働局は、一九三九年一一月に「産業報国運動要綱」を発表、各事業場における産業報国運動の事業のひとつとして「能率、厚生、其の他事業場の機能増進に関する事項」をあげ、その内容として体育施設の拡充や慰安娯楽施設を例示している。そして、興亜厚生大会後の一九四〇年一一月二三日、産業報国運動の中央機関として大日本産業報国会が設立されると、厚生局も設置され、その保健部では体育・衛生・栄養・環境整備などの事業を、生活指導部では経済施設の指導奨励と実施、人事相談部の設置、家庭女性の生活指導、勤労女性の適職の指導、母性の保護などの事業を、そして文化部では工場音楽・工場劇団などの指導、移動劇団・巡回映画などの派遣を、それぞれ担当することになっていた。

さらに、一九四一年四月二四日、大日本産業報国会理事長が発した「産報青年隊事業細目」によれば、新たに結成された産報青年隊でおこなう「体力向上に関する事業」として、青年徒歩旅行・ハイキング・野営・登山・自転車遠乗り・騎乗などの自然鍛錬、体操、運動競技、武道があげられ、「教養娯楽に関する事業」には音楽・演劇・素人劇がふくまれていた（神田文人編『資料日本現代史』七巻、大月書店、一九八一年）。これらは、工場における厚生運動の課題でもあり、いちおう、厚生運動は全国民、産業報国運動は「産業人」と、その対象を区別はしつつも、結局、両運動の関係は明瞭なものとはならなかった。

建国舞踊と建国音頭

さて、それでは、もうひとつの厚生運動に目を転じよう。松本学の日本体育保健協会は、一九四〇年（昭和一五）に何をおこなったのであろうか。

そもそも建国体操は「紀元二六〇〇年」を祝うために考案されたものであるから、日本体育保健協会にとっても一九四〇年は重要な年であったことは言うまでもない。日本体育保健協会が所属する日本文化中央連盟でも「紀元二千六百年奉祝芸能祭」などの文化事業をおこなうが、その一環として建国舞踊と建国音頭を制定した。前者は佐藤惣之助作詞・細田義勝作曲になり、学校・工場などの集団で、後者は若杉雄三郎作詞・中山晋平作曲になり、家庭や公園・神社などで踊ることを目的として作られたもので、日本文化中央連盟では、両者を「国民舞踊」として普及させ、「一大国民厚生運動たらしめん」という希望を表明していた。歌詞は以下のとおりである。

建国舞踊

一　大海原に日はのぼり　千古の巌緑さす
　　このよき国ぞ　民われら　千代にゆるがぬ大御代の
　　御稜威《みいつ》讃へよ　朝ぼらけ　エイソラ讃へよ　朝ぼらけ

二　金鵄のつばさ耀《かが》やかに　かしこみ仰ぐ建国史
　　このよき国ぞ　民われら　打たばつるぎのその響き
　　起たばみ国の楯となれ　エイソラみ国の楯となれ

三　上　大君の光あり　下　一億の和《やわ》ぎあり
　　このよき国ぞ　民われら　内に烈々精神《こころ》の火
　　腕に凜《りん》たる力あれ　エイソラ凜たる力あれ

四　富嶽《ふがく》は高し　わが希望　桜は若し　わが血潮
このよき国ぞ　民われら　武《たけ》き祖先《みおや》のたましひと
うけて鍛へていざ進め　エイソラ鍛へていざ進め

建国音頭

一　サアサ祝ひませう　御代の春　ヨイショ
ことしゃお国の　二千と六百年
君の御稜威は　千代八千代　千代八千代　ソレ
ヤンレサッテモマタメデタヨイヨイヨイ

二　サアテ讃へませう　建国の　ヨイショ
神武このかた　のびゆく国威
樹てたみ柱　いやさかに　いやさかに　ソレ
ヤンレサッテモマタメデタヨイヨイヨイ

三　サアテ謳ひませう　千代かけて　ヨイショ
君は一系　四海を照らす

民は一億　国の楯　国の楯　ソレ
ヤンレサッテモマタメデタヨイヨイ
四　サアテ踊りませう　興亜のをどり　ヨイショ
菊は九重　さくらは八重よ
凜と咲いたる　梅一重　梅一重　ソレ
ヤンレサッテモマタメデタヨイヨイ
（日本文化中央連盟『建国舞踊　建国音頭　踊り方』）

松本も、この建国舞踊・建国音頭が気に入り、一九四〇年二月一四・二一日の日記には、国民文化中央連盟の職員が輪になって踊る和やかな光景について記している。以後、建国舞踊・建国音頭は建国体操の際にも踊られていく。

橿原神宮奉納建国体操

さて、日本体育保健協会にとって、一九四〇年（昭和一五）のもっとも重要な行事は一〇月一二・一三日の皇紀二千六百年奉祝橿原神宮奉納建国体操大会であった。それまでも、一九三九年一〇月の明治神宮国民体育大会で建国体操行進をおこなったり、一九四〇年にも、東京府下の師範学校生を動員して、五月には朝日新聞社主催の第六回日本体操大会関東大会で、六月には東亜競技大会東京大会

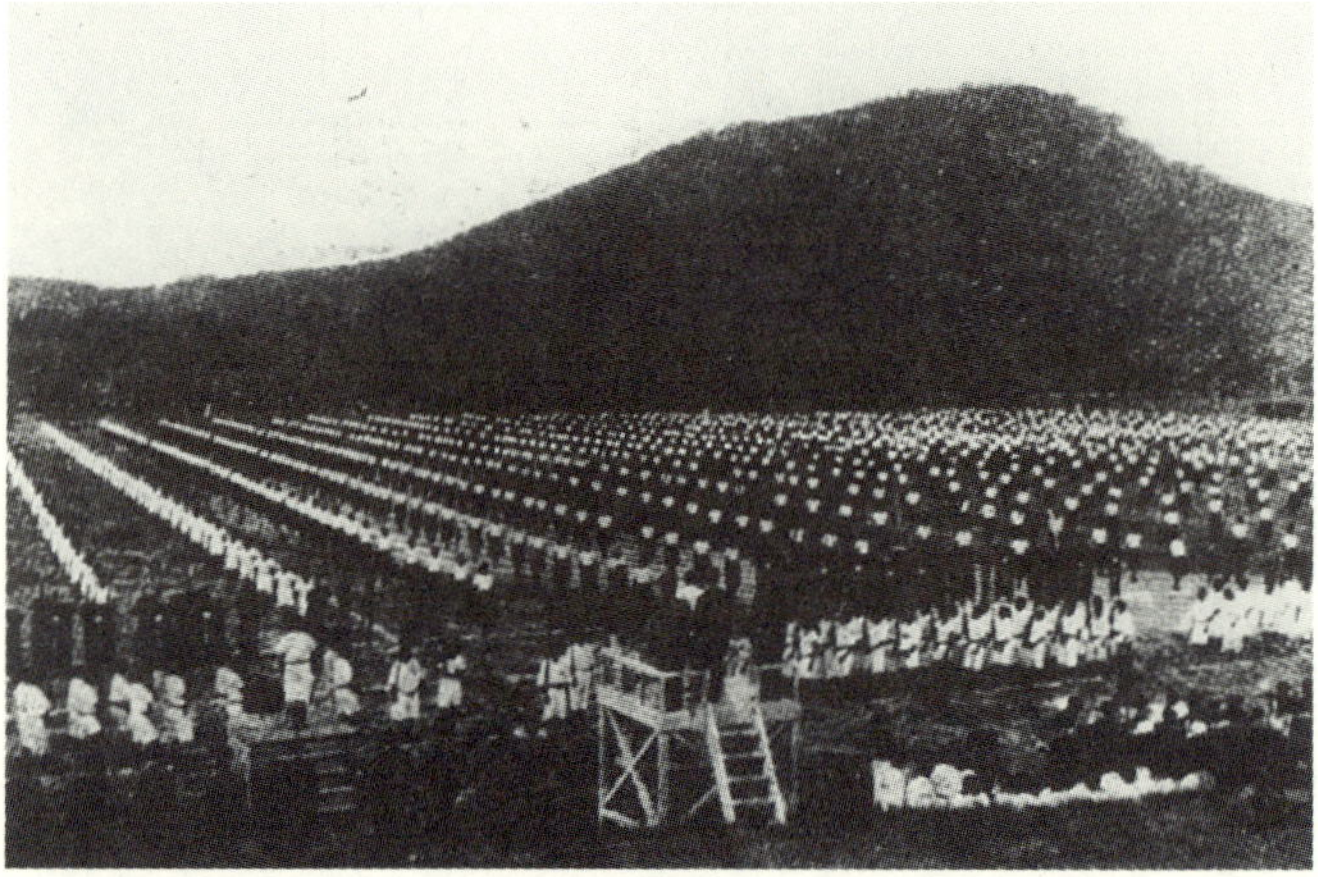

図８　橿原神宮奉納建国体操（『厚生時代』３巻11号，1940年，国立国会図書館憲政資料室蔵）

で、それぞれ建国体操を披露したりするが、やはり、松本がいちばん力を注いだのは神武天皇を祀る橿原神宮での大会であった。そもそも、建国体操は「皇紀二六〇〇年」を「奉祝」するために考案されたものであるから、それは当然であろう。したがって、この大会は、ただ単に全国から橿原神宮に集って建国体操をおこなうというものではなかった。

まず、大会は日本体育保健協会と奈良県との共催という形式をとり、名誉顧問に文部大臣橋田邦彦、厚生大臣金光庸夫、名誉会長に奈良県知事宮村才一郎を担ぎ、全国から集った二六〇〇人により建国体操をおこなうという大規模なものであった。参加者は一二日に現地に到着し、予行演習をおこない、そのあと神社参拝についての講義を受け、夜は橿原神宮外苑の屋外で星空のもと、建国体操の優良分会の表彰式をおこなっている。この優良分会には全国から三分会が選ばれたが、そのひとつは、横浜中華公立学校建国体操ノ会であった（『厚生時代』三巻一〇号、一九四〇年一〇月）。

その日は八紘寮に宿泊、翌一三日は午前四時に起床、隊列を組み神武天皇の墓とされる畝傍《うねび》陵に参拝し、広場で建国体操をおこない、外苑道場で紙くずや小石を拾う勤労奉仕、そして朝食となった。

朝食後は橿原神宮に参拝し、そのあと、いよいよ外苑運動場で二六〇〇〇人による建国体操の実演となる。二六〇〇〇人のなかには横浜の建国体操金鶏会など全国から集った各地の分会だけではなく、奈良県の小学生・中学生も加わっていた。そして、この体操の実演は大阪放送局によりラジオで全国に実況中継されたのである（「建国体操大会報告記」『厚生時代』三巻一一号、一九四〇年一一月）。

橿原の感動

挨拶に立った松本学は「吾等《われら》は皇紀二千六百年を出発点とし、此のよき年を第一回として毎年此橿原の聖地に建国体操大会を開催するつもりであります」と明言し、感激を露《あらわ》にした（松本「挨拶」『厚生時代』三巻一一号）。松本は、感動の一日について、この日の日記に次のように記している。

午前五時起床。全国よりの代表者約二百名と一緒に自分が先頭に立ちて御陵に参拝す。御陵前にて建国体操を奉納す。暁天にこだまして何とも云へぬ感激なり。午前九時神宮に参拝す。正常歩にて堂々と行進して行く。午前十一時より奉納体操大会あり。実況は全国中継なり。二千六百人の集団元気一ぱいに行つた。自分が式辞を述べる。津々浦々まで一人残らず建国体操を実施しやうと云つた理想の半分は達せられた。神武天皇の神霊も御嘉賞下さることと喜びに堪へない。

感激したのは松本だけではない。参加者全員が感動を味わった。山口県からの参加者のひとりは、大会後、日本体育保健協会に次のような手紙を書き送っている。

小生事、過《すぐ》る皇紀二千六百年奉祝橿原神宮奉納建国体操大会に参加の感激を身に持し、爾来《じらい》毎朝七時より二百名の青少年と共に、国旗掲揚、宮城遥拝、橿原神宮遥拝、護国の英霊に対して感謝の黙禱、続いて分会旗を先頭に、喇叭《らっぱ》吹奏の行進を為《な》し終つて前奏歌、体操、讃歌の順序に、全員熱と意気とを以て実施し、更に正午よりは七拾名の職員一同が前掲に準ずる行動を致し、酷寒下と雖《いえど》も挙《こぞ》つて半シャツとなり、火の出るが如き体操を実施致し居候《おりそうろう》。あの聖地に於ける会長閣下の御垂訓の御趣旨を根本とし、此《この》建国体操を実施する事によつて、真に純正日本精神を体験する事を目標に致し候（室口十四人「橿原神宮奉納建国体操大会参加の感激を身に持して」『厚生時代』四巻一号、一九四一年一月）。

「厚生」から「健民」へ

厚生運動の多様化

ハイキングから健歩へ

一九四一年（昭和一六）に入り、日本厚生協会が進める厚生運動は新たな裾野の拡張を図る。

まず、従来からの鍛錬重視の面においては東京市の健歩会について紹介しておこう。東京市では一九四〇年一月以来、日本厚生協会と共催で東京近郊で月例厚生ハイキングを実施、さらに同年六月からはやはり日本厚生協会と共催で山岳ハイキングも実施してきたが、一九四一年三月にハイキングを「健歩会」と改称、月例ハイキングは「東京市民健歩会」と、山岳ハイキングは「山の健歩会」となった（『厚生の日本』三巻四号、一九四一年四月）。

東京市民健歩会は団体行動の訓練を目的とし、山の健歩会にいたっては行軍訓練を目的として、ともに「剛健なる大東亜共栄圏の盟主たるべき逞《たくま》しき体力の練成」を目指していた（森野草「東京市健歩会の実績」『厚生の日本』四巻六号、一九四二年六月）。健歩会の発想には、体力強化に加え団体訓練・軍事訓練という要素が加えられた。

日本厚生協会でも、一九四一年二月に「厚生歩行を語る」という座談会を開催するが、席上、協会理事で厚生省体力局施設課長の市来鐵郎は、東京市の健歩会について「日本人は大体公徳心がない、集団的の訓練のないことが一つの欠陥と云はれてゐますが、月例ハイキングなどで、さういふ訓練を与へて行くことは必要」と述べている（座談会「厚生歩行を語る」『厚生の日本』三巻三号、一九四一年三月）。

このように、厚生運動における心身の鍛練という課題はますます重視されるようになっていた。しかし、その一方で、厚生運動の芸術的分野の取り組みも拡大されていったのである。それを音楽の分野、すなわち厚生音楽について見ていこう。

厚生音楽の普及

日本厚生協会では、すでに、前年の七月九日に音楽部を設立していたが、二月一五日、「勤労者の厚生慰安」のためのレコードを推薦した。これは軽音楽・行進曲・軍歌などの「国民歌謡」、それに民謡や体育用の音楽など九〇曲に及ぶが、これのレコードは、会社・工場・商店で拡声器を使って「勤労者に聴かしめる」ことを目的に選定され、「音楽の力を以《もっ》て勤労者の心身錬成及び休養慰安を行ひ、広い意義に於ける生産拡充の一翼たらしむる」と意義づけられた（堀内敬三「推薦レコードに就て」『厚生の日本』三巻四号、一九四一年四月）。

このほか、日本厚生協会では、産報リード音楽連盟の協賛を受けて三月五日、東京一ツ橋の共立講堂でハーモニカ演奏による「新国民音楽の夕べ」を、三月一三〜四月七日の毎週月・木曜日にはやはり産報リード音楽連盟の協賛を受け、協調会産業福利部との共催で勤労者ハーモニカ講習会を協調会講堂で、それぞれ開催したり（『厚生の日本』三巻四号）、一一月一七日には日本青年館で東京交響楽団の管弦楽や藤原義江・中村淑子の独唱による「第一回厚生音楽の集ひ」を主催するなど、「厚生音楽」に関する行事をおこなっている（『厚生の日本』四巻五号）。

一宮市の厚生音楽

こうした、「厚生音楽」については、とくに愛知県一宮市が熱心であった。同市では前述したように、一九四〇年二月三日に、全東海吹奏楽団連盟理事の大森喜三郎らの要請を受けた一宮市厚生課が主体となり厚生音楽協会を結成し、一宮市と尾張西部地方とを対象に活動をおこなっていたが（大森喜三郎「厚生音楽協会を設立するまで」『厚生の日本』二巻五号、一九四〇年五月）、同年八月八・九日に同協会は「音楽と吟詠体操講習会」を開催している。これには一宮市と尾張西部地方の工場・会社・商店の体育指導員約六〇名が参加し、警視庁工場協会技師河村新吉・愛知県立第一高等女学校教諭森一也・日本厚生協会主事保科胤の指導を受け、講演、吟詠体操の指導、合唱の練習、レコード鑑賞などをおこなった（『厚生の日本』二巻九号、一九四〇年九月）。

一九四一年（昭和一六）においても、四月五・六日、一宮市体育協会と共催で「第二回音楽と詩吟体操講習会」を開催している。内容は前回とほぼ同様で、参加者も六十余名であったが、講習成績の優秀な者は表彰された（『厚生の日本』三巻五号、一九四一年五月）。

このほか、厚生音楽協会では日本厚生協会と大阪毎日新聞社の後援を受け、六月一九日から三ヵ月間にわたり勤労者ハーモニカ講習会を開催したり、七月一日に木曾川の河原で厚生音楽ハイキングをおこなうなど、一宮市民、市内の工場の労働者を対象にした活動を展開していく。この厚生音楽ハイキングとは、「河原に円陣営を作り、先づ会員有志に依る舞踊が初まり、次いで吹奏楽、合唱と続き、風変りな手品、風流部隊に依る漫才あり」というもので、「河原は全く立錐の余地なき迄に人々がつめかけた」という（『厚生の日本』

三巻九号、一九四一年九月)。

こうした一宮市の厚生運動は、全国的にも注目され、のち、一九四三年三月一四日、日本厚生協会は厚生音楽協会との共催で「一宮市に於ける厚生運動」という座談会を開催した。席上、厚生音楽協会の会長で一宮市助役の小川浅次郎は「厚生音楽は聖戦日本を双肩に担つて行く処《ところ》の銃後の国民にとりまして精神的弾丸であり又疲れ切つた心身を軽快ならしむるリズムに依つてこれを癒する、或は余暇の善用に依つて厚生音楽運動をして、国策運動に即応して行く」と、その意義を説明、一九四一年の夏からは映画部を設けて巡回映画などをおこなっていることも紹介した。これに対し、日本厚生協会幹事の白山源三郎は「厚生音楽協会と市当局との間が非常に円滑に結びついて居」ると高く評価した(座談会「一宮市に於ける厚生運動」『厚生の日本』五巻四号、一九四三年四月)。

このように、東京市・大阪市・名古屋市のような大都市のみならず、一宮市のような地方都市でも独自の厚生運動が展開されていた。この事実は、日本厚生協会にも、地方における運動の組織化の必要を感じさせた。一九四一年度の事業計画案には地方厚生大会の開催がうたわれることになる。

しかし、この事業計画案にはもうひとつ注目すべき事項が記されている。それは「女子厚生園の建設」であり、それは「東京市及大阪市近郊に適当なる土地を選定し女子厚生園を建設し女子の休養、旅行等の宿舎に利用せしむ」と説明されていた（『厚生の日本』三巻六号、一九四一年六月）。以下、厚生運動が女性を重視することの意味を考えていこう。

厚生運動と女性

日本厚生協会主事の伊藤達一は、この計画について勤労女性と家庭にある女性の両方に休養と慰安と鍛錬の施設を与え、「女性の地位の向上」と「母性としての誇り」を獲得するものであると説明する（『厚生の日本』三巻六号）。

日本厚生協会が七月に「働く婦人と厚生運動」についての座談会を開いたのも、こうした計画案に基づいたからであった。席上、日本厚生協会理事の大塚兼紀は、「日本厚生協会では、今年の重要な仕事の一つとして婦人の厚生といふ事に就いて色々と研究致してゐる次第であります」と挨拶し、司会を務めた大日本産業報国会の赤松常子は「この時局下の大きい問題の一つとして、働く婦人が健やかに強く、朗らかに明るく生きることが、必要だと思ひます。それは、やがて健康な母性を作ることとともなるのであります」と述べ、女性の厚生は「健康な母性」につながるという論理を示した。出席者は皆、勤労女性であり、それぞれの職場における女性のための厚生施設についての積極的な発言が求められた。しかし、ここでの発言内容を見ると、「働く女のことを専門に考へて下さる方は、今のところ全然ありません」「女のための厚生施設もないわけです。会社から一年に二回、旅行に行くだけです」「仕事が終れば家にあはを食つて帰つて早く寝たい、といふやうなことで、それ以上の厚生施設はみんなも望んではゐないと思ひますし、会社でも考へてないと思ひます」「私達の所には色々な施設がありますが、積極的な人だけが利用してゐて、まだ全体のものにはなつて居りません」「此の間バスケットボールチームを作つたんです。バスケットのルールは協力しなければ出来ないから、協力的精神を養ふ為にも良いと思つたんですが、それが案外失敗でした。（中略）疲労した上に運動したのでは、体力が続きませんからいけませんでした」「何も娯楽施設はありませんが、只《ただ》もう草臥《くたび》れてしまつて、休みたいといふ気持だけで生花や、洋裁などは考へる閑暇もありません」など、女性の厚生どころではない職場の現実が吐露されている。「健康な母性」などと言われて「慰楽」や鍛錬を強制されるより、家で早く眠りたい。それが本音であった。

「健全娯楽」の強制

これに対し、日本厚生協会主事の保科胤は「女が習ふことはお花、お茶など主に個人的なものだから、多勢の人が団体的にやるものが必要ですね。それに依る団体的訓練が必要だと思ふんです。自分本位、自己中心では不充分です。お花、お茶も結構ですが、もつと皆んなで一緒になつて楽しむ生活、団体生活が大切です。例へばコーラスをするとか、ハイキングをするとかいふことをしたらいゝと思ふんですが」と、女性の厚生運動に団体訓練の要素を求めたり、協会理事の吉阪俊蔵も「法律を作つて就業時間中に厚生時間を一時間位持ち、それを有意義に使ふやうにしたらいゝ」と語るなど、職場の女性の現実とは遊離した論を展開していた（座談会「働く婦人と厚生運動」『厚生の日本』三巻八号、一九四一年八月）。

この座談会の結果に対し、日本厚生協会主事の伊藤達一は、悲観的な意見こそが事実であると認めつつ、「女子厚生運動は輝しい将来を約束されてゐる」と力説し、「女子の次代国民の生産並に保育者としての地位」を忘れずに、「女子労働を母性的活動保護の見地より再編成する」ことの重要性を指摘した（『厚生の日本』三巻八号）。女性の厚生運動にはどこまでも「母性」が要求された。

以後も、『厚生の日本』誌上には勤労女性の声が掲載されるが、そのいくつかを紹介しよう。

夕べの帳《とばり》が辺《あたり》を包み空に星が輝く頃、私達は仕事から開放されて潮の様に夜の町に流れ出します。時折私達の足はいそいそと銀座の方に向かつて行きます。其処《そこ》にはコーヒーや餡蜜《あんみつ》が待つて居ります。私達は暖くほろ苦いコーヒーをすゝりながらレコードを聞いたり、人生に付いて語り合つたかしりません。（中略）日中から煙草をふかしながら銀座通りを練り歩く女の人達と同一視されて、非難されたり、問題になつたり、果ては不良少女視されたりする時は「銀座を歩くのにも種類がありますよ。よく眼を開けて見て下さい」と思はず言ひたくなつてしまひます。私達は一週間の中の幾時間かを、餡蜜でも喰べながら静かに語り合ふ楽しい憩の場所でありさへすれば、銀座でなくてもよいのです。（中略）非常時の名目の下に許されて居る様々な無理は、健やかであつた母性さへも害《そこな》はれて行く、寒々としたものを感じます。（河村恭子「有職婦人の立場から」『厚生の日本』三巻一〇号、一九四一年一〇月）

体位向上とか、健全娯楽とか云ふ厚生問題が問題となるのは朝九時から午後四時まで、日曜祭日休みと云ふ所で、そこでこそ月一度のハイキングも、夜の一時を健全娯楽にも、たのしめるのです。夕ぐれから夜にかけて銀座に流れ出すオフィスに働くいはゆる職業婦人は、やれ頬が赤すぎるとか、頭がちゞれてゐるとか、着物がはでだとか非難のまとでありますが、彼女達のたのしめるよい場所がどこに有るのでせうか。（藤

井和子「職業婦人の最近の問題」『厚生の日本』三巻一二号、一九四一年一二月）
勤労女性の実態を無視した「健全娯楽」の強制には、とてもついていけないという悲鳴が聞こえてくる。男性労働者の戦場への動員により、女性労働者への負担は増加していた。仕事以外の時間まで「厚生」の名のもとに国家や会社に束縛されるのはたまらない。日本厚生協会の機関誌『厚生の日本』にさえ、そのような声が堂々と掲載されている。

対米英開戦と厚生運動

一九四一年（昭和一六）は、日本厚生協会が地方と女性というふたつの課題を提示し、新たな活動領域を開拓しようとしていた年であったが、その計画は順調に進行はしなかった。一〇月に東京で開催を予定していた第四回日本厚生大会は対米英開戦の可能性が高まるという「複雑微妙な国際状勢」の「緊迫化」により「その開催の可能性を再検討せざるを得なくな」り（『厚生の日本』三巻八号）、一二月一〇・一一日、規模を縮小した国民厚生運動全国協議会として東京市の一ツ橋講堂で開催することになるが（『厚生の日本』三巻一一号、一九四一年一一月）、日本はその直前、米・英との戦争に突入した。中国への侵略戦争が長期化・泥沼化するなか、さらに東南アジア・太平洋地域に戦争が拡大された。

日本厚生協会幹事で大阪府医師会理事の深山杲《あきら》は、この協議会は「大東亜戦争が勃発したために中止となつた」と述べているが（深山『保健・厚生』明治書房、一九四二年）、一方で、『厚生の日本』四巻一号（一九四二年一月）の「編輯後記」には、この協議会には「全国より厚生運動の指導者百余名が参会し、極めて緊張裡に各種協議が行はれ、決戦下銃後国民生活にとつて最も重要なるべき厚生運動の動向が決定せられた」と記されている。

どちらが正しいのか、開催の真偽は不明なのであるが、以後、厚生運動は、ますます体力強化の傾向を強めていった。そこに健民運動との一体化が進んでいく。

厚生運動と健民運動

健民運動の開始

健民運動とは、一九四二年（昭和一七）四月に厚生省人口局（一九四一年八月に体力局が改組）が決定した「健民運動実施要綱」に基づきおこなわれた官製運動で、「要綱」によれば、健民運動の趣旨は「大東亜共栄圏」を確立するという「聖戦目的完遂の一助」として、人口の増殖とその資質の向上を図るということにあり、具体的な運動の課題として、「皇国民族精神の昫揚《しょうよう》」、出生増加と結婚の奨励、母子保健の徹底、体力の錬成、国民生活の合理化、結核予防および性病の予防撲滅を掲げていた（『人口問題研究』三巻四号、一九四二年四月）。

同年五月一〜八日の健民運動強調週間を前にした四月一四日、日本厚生協会は「健民運動・体力錬成を語る」という座談会を開催した。冒頭、日本厚生協会理事の吉阪俊蔵は『日本厚生協会』と致しましては、『厚生運動』と云ふ名前の下に、国民の体位の向上、又、士気の昂揚を図り大に健民運動に努めて来て居る」との自負を語り、東京市市民局体力課長三橋義雄は、将来、柔道・剣道・弓道・柔剣道の道場を市内にそれぞれ一五ヵ所設けるという計画を示した。また、日本厚生協会理事で、東京市牛込区長になっていた磯村英一も、東京市がおこなってきた健歩会に健民運動としても力を入れることを求めるなど、厚生運動と健民運動の一体化を強く主張（座談会「健民運動・体力錬成を語る」『厚生の日本』四巻五号、一九四二年五月）、東京市では、行軍力強化のため「山の健歩会」を「行軍登山錬成会」として実施していった（森野草「市民健歩行軍力錬成の現況」『厚生の日本』五巻一号、一九四三年一月）。

日本厚生協会主事の伊藤達一も「体力の錬成は厚生運動の一大眼目であることを、この際特に強調し、全国厚生運動者の健民運動に協力することを希《ねが》」っている（『厚生の日本』四巻五号）。健民運動の開始にともない、厚生運動として新たな活動を起こすというのではなく、それまでの厚生運動のもとで実施してきた体力錬成の活動を健民運動の一環としていくということになる。

厚生運動の健民運動化

日本厚生協会では、「厚生運動は大東亜戦争完遂の原動力」という認識のもと、八月九～一一日に、山梨県の河口湖周辺で厚生指導員夏季錬成講習会を開催した。この講習会の特色は「錬成に偏せず、講義に片寄らず歓びの中に心身を鍛錬し、厚生運動の理論と実際を体得せしめんとするところ」にあるとされたが、毎日、団体訓練・体操・水泳・陸上競技・武道（柔道・剣道）などの実技指導が組み込まれていた（『厚生の日本』四巻八号、一九四二年八月）。講師となった日本厚生協会幹事の厚生事務官亀井光は、厚生運動の実施内容として、「先づ第一に体力並びに精神力の錬成」をあげ、「従来もやつて居ります様な、体操、運動競技、武道、或は登山、行軍と云ふ風な事に依つて、体力を錬ると共に、或は修養と云ふ方面に於て、坐禅を組んだり禊《みそぎ》をして、精神の錬成をするのも必要な事であらう」と述べている（亀井「時局と厚生運動」『厚生の日本』五巻一号、一九四三年一月）。

以後、一九四三年二月二四～二七日、東京市と共催で新潟県関山村で厚生運動指導者冬季鍛錬会を開催するが、これは折からの吹雪を衝《つ》いて挙行され、「質実剛健、従来の華美遊楽のスキー観を振り捨てゝ、歓びと楽しみの中に高度国防国家の建設へ向つて、各層指導者の一大転換を図る」ことが目指され、これに引き続いて二月二～六日に厚生省の後援を受けて鎌倉の円覚寺で開催された厚生運動指導者講習会では、受講者に「早朝起床夕に至るまで一分の休もなく、円覚寺側補導者と共に冷厳なる禅行の中に、現状勢下に於ける皇国厚生運動の斯《か》くあるべきを感銘」させた。

講習会開会式に臨んだ日本厚生協会長の伍堂卓郎は「過去の、日本が陥つて居りました欧米偏重の教養を再吟味し、我国風に相応《ふさわ》しき厚生運動の指導精神と、之が実践方法を検討せんとする次第」と挨拶している（『厚生の日本』五巻四号、一九四三年四月）。

このように、対米・英開戦後の厚生運動は、いっそう、心身鍛錬重視の傾向を強めていった。しかも、戦局の拡大は、余暇の善用という厚生運動本来の課題の遂行をより困難にしていった。前述した一九四二年八月に河口湖で開いた厚生指導員夏季錬成講習会後の座談会で、ひとりの受講者から空閑地に野菜を植えられたので、運動に使用できなくなったという苦情が発せられた。これに対し、伊藤達一は「食糧増産と運動場の矛盾は、戦時下に於ては已《や》むを得ない現象」として「空閑地利用の方は食糧増産のために已を得ないのですから譲歩した方が良いと思ひます」と説得するしかなかった（座談会「職場に於ける厚生運動」『厚生の日本』四巻九号、一九四二年九月）。まさに、厚生運動の日常的な場が失われつつあったのである。

東亜厚生大会

さらに、日本厚生協会は一九四二年度には厚生大会を開催する予定であったが（『厚生の日本』四巻五号）、実現はできなかった。その代わりこの計画は、日本ではなく「満州国」において実現した。すなわち、八月一八〜二〇日に奉天市の満州医科大学を主会場にして、「建国十周年慶祝」を掲げて開催された東亜厚生大会がそれである。この大会の主催は、「満州国」民生部・奉天市・協和会であり、日本厚生協会ではなかったが、「満州国」から三四〇名、日本から一〇〇名、「汪兆銘《おうちょうめい》政権」から四〇名、「蒙古連合自治政府」から一〇名、タイとインドシナからそれぞれ五名の参加が予定され、伊藤達一も、大会のねらいが「東亜共栄圏建設事業」に対する「政治的効果」にあるとの期待を表明していた（『厚生の日本』四巻六号、一九四二年六月）。

「満州国」からは第二回日本厚生大会、および興亜厚生大会に代表者が参加しているが、興亜厚生大会以来「満州国にも速急《そっきゅう》に厚生運動を発展せしむべし」との議論が起こり、民生部厚生司・同部労務司・総務庁弘報処・人事処、それに「満州国」の官製国民組織の協和会などで会合が続けられ、一九四一年九月上旬、厚生運動の協議会が開かれ、「本運動は政府直接に行はず、協和会が行ふことが適当とせられ」「満州国の厚生運動は協和運動の主要なる運動の一つとして発足」していた。しかし、厚生司長中西実が「遠く親元を離れて働いてゐる在満日本内地青少年を受け持つ者は、父兄に代つて指導保育する責務があらう。体力の向上に精神の陶冶に、十二分の考慮を払ひ、心身共に天つ晴《あぱ》れ大陸の将来を担ふに足るものに仕立てなければならない」と述べているように、厚生運動の主たる対象は「満州国」在住の日本の青少年に置かれていた。当時、「満州国」には、後の『健民』の証明」の章でも触れるように、日本から満蒙開拓青少年義勇軍が派遣されていた。こうした青少年たちが厚生運動の対象とされたのである。

東亜厚生大会は、タイとインドシナからの参加はなかったが、予定どおり開催された（『厚生の日本』四巻八号）。大会の概要は、一八日の午前が開会式と総会・特別講演、午後が分科会、一九日の午前が分科会、午後が厚生運動大会の実演、二〇日の午前が総会と閉会式というもので（『厚生の日本』四巻一〇号、一九四二年一〇月）、分科会の構成は以下のとおりであった。

第一分科会　大東亜と厚生運動

第一部会　東亜厚生運動

第二部会　国家と厚生運動

第二分科会　職場と厚生運動

第一部会　職場生活の新体制
第二部会　職場の保健
第三分科会　家庭と厚生運動
第一部会　家庭生活の新体制
第二部会　家庭生活様式

（『厚生の日本』四巻六号）

第一分科会では、協調会参事松村勝治郎が「大東亜建設と厚生運動」の題のもと、「厚生運動の一大目標である体位向上」という前提に立って「大東亜共栄圏内住民が厚生運動によって力強く提携する事が大東亜建設に如何《いか》に大きな役割を果たすか」と力説、日本厚生協会幹事の深山杲も「厚生運動は各国各民族の親和剤」として、「大東亜」の「建設作戦の有力な一翼」にしたいと切望した。また、第二分科会では、「満州」の日本系企業の職場における厚生運動や保健対策に関する報告が多く、三分科会を通して、報告者八一人中、日本人は七五人を占め（『厚生の日本』四巻一〇号）、このことからも、この大会の課題が、日本人に対する厚生運動であったことが理解できる。

大会後の九月一五日、日本厚生協会は大会参加者による座談会を開催しているが、そこで、厚生事務官の中川淳や後述する大日本体育会の松沢一鶴から、民族感情の強いスポーツを「満州国」で厚生運動として展開することへの危惧《きぐ》が吐露されている。これに対し、日本厚生協会理事の吉阪俊蔵は、勝負本位の競技の場合には、民族間の感情的な対立を生む恐れもあるが、「音楽や体操のやうな一般的な厚生運動にはさう云ふ危険がなくて」「五族協和、と云ふ感じが出て居る」と説明している（座談会「大東亜建設と厚生運動」『厚生の日本』四巻一〇号）。

「満州国」の厚生運動

「五族協和」とは、日本が「満州国」を建国する際に掲げた、日本・朝鮮・「満州」・モンゴル・漢の五民族が共存共栄するという国家理想である。もちろん、これは欺瞞《ぎまん》そのものであり、実際は日本が「満州」を事実上支配するためのカムフラージュの論理であった。スポーツが「五族協和」をそこなうという危惧は、その欺瞞性を自ら暴露するものである。

また、当時、建国十周年祝典事務局長として大会に臨んだ「満州国」の特命全権大使王允卿は、「満州国」の厚生運動として、ペスト・結核の予防などの保健衛生、住宅改善などの生活改善、集団的肉体鍛錬、武道・運動競技の奨励による体位の向上・体力の増強・建国精神の作興・民族協和の実践、それに阿片の禁煙運動の四点をあげ（王「東亜厚生大会と満州国に於ける国民厚生運動の現況」『厚生の日本』五巻八号、一九四三年八月）、「満州国」においては、保健衛生問題がきわめて重要であることを指摘している。この点において、「満州国」でも厚生運動は健民運動として理解されていたのである。

厚生運動指導者の声

この後、一〇月二四日、日本厚生協会は厚生省において厚生運動指導者懇談会を開いた。冒頭、日本厚生協会長伍堂卓雄は「厚生運動は、従来労務階級のみを対象とするが如き傾向にありましたが、国民総力を必要とする見地から考へますれば、今後はこれを全勤労者大衆に及ぼし、又は軍人援護事業、就中《なかんずく》傷痍《しょうい》軍人の再生事業とも緊密な連繫を保持し、以て国民総力発揮に実質的に貢献致します様に指導されなければならない」と挨拶したが、出席者からは「厚生運動は、各職場で以前に比べれば隔世の感があるとは云ひますもの〻、所詮は体育は体育、修養は修養、栄養は栄養、住宅は住宅と云ふ風に生産とは余り関係のないた〾事柄としてのものに終つてゐます」（日立製作所亀有工場労務課八木邦夫）、「現在は厚生運動だけが野放しの状態にあるのではないか」（大阪市厚生協会主事三隅達郎）、「（区）町会、隣組と云ふ関係を動員しまして市民を一人残らず厚生運動を対象とし、これが浸透をはからうと云ふのであります。しかしこの線に於きましては、これ迄はどうも配給の問題、或は防空の問題、さうした問題がさしあたつての町会、隣組又は区の仕事の中心であつた様でありまして従つて充分の効果をあげ得なかつた」（東京市健民局体力課厚生運動掛長菊池昌直）、「厚生運動の真義を把握せずに、極《ご》くあつさりと早合点して『従来の慰安、娯楽、遠足等をそのまゝの名目では、時節柄世間体を憚られるから当世流行の厚生といふ外衣を纏《まと》へば、天下晴れてやつてのけられる』といつた時局便乗主義者に利用されてゐる」（協調会参事松村勝太郎）、「農村に於きましては何れの運動でも教養ある指導者のゐないことが欠点であります」（群馬県群馬郡岩鼻村産業組合高田正三）など、厚生運動の現状に対する不満や批判が続出した。ここにいたっても、まだ、厚生運動の統一的な組織と指導理念が求められていたのである。

国民厚生団の構想

これに対し、厚生次官武井群嗣は「大日本厚生団とでも云ふべき特殊法人を作つて厚生運動を全国的に起さう」という計画があることを明らかにした（日本厚生協会編『厚生運動指導者懇談会』一九四三年）。これは「国民厚生団」構想というものであり、すでに高岡裕之氏の前掲論文「総力戦と都市——厚生運動を中心に——」で言及されている。高岡氏によれば、この国民厚生団構想は一九四一年後半に登場したもので、ODNやKdFの「日本版ともいうべき巨大事業団構想」であった。ただ、対米・英戦争の現実化により後退し、その一部が日本医療団として実現するにとどまったという。

この国民厚生団構想については、『日本医療団史』（日本医療団、一九七二年）も詳しく伝えている。それによれば、この構想は、一九四一年九月、東条英機内閣の厚相小泉親彦が、当時、厚生省人口局長であった武井群嗣に示した「国民体力緊急対策に関する構想の要旨」に始まるという。そこには、国民厚生団なる政府出資の特殊法人により、母子保健・結核対策・防疫医療に資するとともに、種々の厚生施設を国民に提供するという構想が記されていた。

この案は、武井のほか厚生次官児玉九一、衛生局長加藤於菟丸らで協議され、一〇月一三日、「国民厚生方策に関する緊急対策」としてまとめられた。それは、国民生活の明朗化と心身の錬成を目的に、政府・地方公共団体・特別会計・保険組合、それに民間からの出資により特殊法人を設立し、厚生施設の建設・経営、栄養資材対策、消費協同体の組織、住宅改善施設、健全娯楽施設、保健指導施設、営利を目的としない医療施設、医薬品対策などをおこなうというものであったが、あまりにも膨大な計画であったため、関係各省の反対も少なくなく、結局、計画のなかの医療部門のみを対象とした日本医療団構想へと縮小されてしまった。戦争が拡大するなか、厚生運動の意義は政府部内でも軽視されるようになっていた。

厚生運動の自然消滅

さて、一九四二年(昭和一七)は、それでもまだ、「満州」で東亜厚生大会を開くことができたが、一九四三年に入ると、厚生大会を開くこともできなくなる。戦局の悪化のなか、「厚生運動を以《もっ》て不急なりとする」声も起こり(『厚生の日本』五巻二号、一九四三年二月)、日本厚生協会幹事で東京市戦時生活局配給部長となった磯村英一は、「公園をも麦畑にしなければならない状勢」を前に「都市の住民に取つて凡《すべ》ての厚生施策を放棄せよと迄は云はぬ」が「平時厚生対策から戦時厚生対策」への切り替えを求め(磯村「戦ふ日本の厚生運動」『厚生の日本』五巻三号、一九四三年三月)、また、それまで、「厚生」と「錬成」とを区別し、厚生運動における心身錬成のみの重視を警戒してきた日本厚生協会幹事白山源三郎も、一九四三年三月の厚生運動指導者講習会の場で、「厚生運動としてやることを、戦時下であるが故に錬成としてやる、錬成としてやつて居るものが実は厚生運動である」と、両者に「区別の立てられない場合が多い」と発言するにいたった(白山「戦時厚生運動の目標」日本厚生協会編『厚生運動読本』新興出版、一九四四年)。もう、厚生運動の理念などということはどうでもよくなり、とにかく「厚生」の掛け声のもとで心身の鍛錬をやらせれば、それが厚生運動だという状況である。

日本厚生協会では、新たな運動として、一九四三年（昭和一八）一〇月に、人口三〇〇〇〜五〇〇〇人程度の町村を国民厚生運動特別指導地区とする計画に着手し（『厚生の日本』五巻一一号、一九四三年一一月）、一九四四年の二月に全国で二六町村を指定するが（『厚生の日本』六巻五号、一九四四年五月）、その指導の具体策については明らかではない。戦局が悪化し、とくに一九四四年一一月にアメリカ軍による本土空襲が本格的に開始されると、もう厚生運動どころではないという状況となる。空襲警報が鳴るなか、体操などをやっている場合ではなくなった。ここに、厚生運動は消滅する。

建国体操と健民運動

体操どころではない状況は、建国体操にとっても同様である。ここで、再び建国体操に目を転じてみよう。一九四〇年（昭和一五）の「紀元二六〇〇年奉祝」のために考案された建国体操であったが、一九四一年に入っても活動は衰えなかった。それまで、建国体操のレコードと図解は日本体育保健協会が専売していたが、注文が殺到してきたため、五月一四日には、全国のレコード販売店に取次販売の依頼状を発送するまでになっていた（『厚生時代』四巻六号、一九四一年六月）。

神奈川県の指定

このような建国体操の流布の中心はやはり神奈川県であった。横浜の中華公立学校でも「日支親善は建国体操の形を通してこそ日本精神の涵養が出来得ると云ふ信念の下に全校生徒一人残らず建国体操に精進して居り、建国舞踊並《ならびに》音頭なども中々の上達振り」を示し、横浜建国金鵄《きんし》会が一九四一年一月七日〜二月三日に吉田小学校でおこなった寒中修練会にも同校生徒が参加している。その終了式には「寒中修業に依《よ》り更《さら》に練磨せられたる心身を以《もっ》て東亜全民族の為《た》め八紘一宇《はっこういちう》の大精神顕現に御邁進《ごまいしん》あらんことを衷心希望致す次第」という、横浜中華会館からの祝辞も寄せられた。これは、前年一一月三〇日に「汪兆《おうちょう》銘《めい》政権」との間に日華基本条約が調印されたことを受けたものであるが、そこでは、橿原神宮奉納建国体操大会に参加し、中華公立学校建国体操ノ会が優良分会に選ばれたことについても「吾等至上の光栄」と述べられていた（『厚生時代』四巻二号、一九四一年二月）。

この年、日本体育保健協会と建国体操ノ会では、神奈川県を「養正行事の実施強化指定県」に認定する。日本体育保健協会と建国体操ノ会の「昭和十六年度事業計画要項」にも「諸種の事情により神奈川県を指定県とする事に内定、神奈川県当局と打合せ会を開き、之《これ》が折衝を遂げたる結果、本会の熱意を諒とせられ、神奈川県の御賛同と御協力を得て」と説明されている。

さて、この「要項」では、「養正行事の実施強化指定県」の意義について、生活のなかへの建国体操の浸透をあげている。指定県の具体的行事としては、建国体操一般講習会・

指導者幹部錬成会・郡市別集団錬成会・町村各団体「厚生文化の座談会」・養正行事実践会・養正行事「厚生の夕」などの開催、そして養正行事実践者による誕生日記念健康診断の励行があげられ、そのために神奈川県を七区に分かち、それぞれの地区に建国体操の駐在指導員を置くことが計画されていた（『厚生時代』四巻四号、一九四一年四月）。

建国体操の精神

八月五日には、日本体育保健協会主事で静岡県興津国民学校の元訓導池田正司が、建国体操普及のため、神奈川県庁に駐在することとなるが、その直後の八月七日、鎌倉市の第一国民学校の講堂で、「体育の夕」が開かれた。これは鎌倉市が主催し、鎌倉警察署・神奈川県体育協会・鎌倉市体育連盟が後援した行事で、日本体育保健協会・建国体操ノ会は直接関係していない。しかし、これには調査のために、白瀬五郎・今野円造・吉岡格六ら日本体育保健協会の幹部、県からも池田・佐藤体育主事らが臨席した（『厚生時代』四巻八号、一九四一年八月）。

この場では鎌倉警察署員により建国体操も演じられたのであるが、白瀬らは、この行事によい印象を持たなかった。『厚生時代』四巻八号には、「鎌倉市の体錬運動について」と題する次のような批判が掲載されている。

第一に鎌倉市といふ特殊の都会では、その特殊性に応じた体育振興策が他にあるべきである事。既に、鎌倉は歴史的には武士発祥の地であり、地理的には避暑地として有名であるから、この二つの特殊事情を併備した体育方法を調査研究するの要があるのに、市民の体位力が市長の挨拶の如く低弱であると云ふのは、この種の「体育の夕」で満足してゐるからであらう。その証左としてその夜会集した出席者を見ても殆んどが学童であり、一般人の姿は余りにも少なかつたといふ事実について見ても、鎌倉市民には這種《しやしゆ》体育の催は不向であると見ても差支へないではなからうか。

つぎに、この催に対する一般の観心《(ママ)》の乏しい所以《ゆえん》のものはどこにあるだらうか。鎌倉市といふ健康地の、しかも夏の夜の催であるならば先づ海岸の野天の下を会場として、宵の海辺の散策者を誘導するやうな方法がよいのではなからうか。広々とした砂原にかゞり火をたいて、海を背景に演出する体育の祭であるならば、どんなにか効果的であつたらう。鎌倉市のもつ味の発揮には是非共夏の夜の海辺が最適である。又もつと強く云ふならば体育による心身の鍛錬はこの催で見るが如くひとり体操にある許《ばか》りではない。殊《こと》に鎌倉市にあつては海水と密接に関係づけて水練運動が盛んでなければならないと思はれる。その恵まれた地勢を無視して、体操のみで体育行政を施さうとする所に、一般人の振り向かない意味があるのではあるまいか。歴史や古事、古蹟に因《ちな》んだいくつもの催しを奨励することはさう六ヶ敷《むずかし》し（ママ）い事ではないであらう。
この批判を逆に日本体育保健協会の求める養正行事のあるべき姿の表明として理解するならば、屋外でその土地の自然や歴史を考慮し、決して体操一辺倒に終わらない体育行事をおこなうべきであるということになる。

この直後の八月二一〜二三日、指定県となってはじめての神奈川県建国体操地方指導者幹部錬成講習会がやはり鎌倉市で開かれた。場所は材木座の東京市麹町区臨海学園で、県内から約二〇名の講習生が参加した。そこでは講演や建国体操・建国舞踊・建国体操の指導のほか、早朝の神社参拝、海岸での建国体操、養正行事の鶴ヶ岡八幡宮奉納などが組み込まれていた。

受講生のひとり、神奈川県師範学校の教員坂井望は、「朝の諸行事後真紅の神奈川県支部旗を先頭に村社に参拝し、すがすがしい気持で材木座海岸に至り怒濤逆まく太平洋に喉《のど》もさけよと繰返す建国体操に朝のラジオ体操に参集する人達を驚かす。否我々それだけではなく海の彼方の抗日敵性国家を叩きつぶさん意気で講習生相互の号令でへばる迄突いて突いて突きまくつた」と感動の思いをつづっている（坂井「建国精神に立ち還る」『厚生時代』四巻九号、一九四一年九月）。前述の鎌倉市主催「体育の夕」に欠けていたのは、こうした精神面の高揚であった。ただ体操をするのではなく、体操をとおして建国精神＝国家意識をはっきりと心に刻むことが、建国体操には求められていたのである。

健民運動と建国体操

こうした建国体操は、一九四二年（昭和一七）に入り厚生省により健民運動が提唱されると、もちろんこれに参加する。たとえば、七月に神奈川県下の厚木・松田・久里浜・秦野・藤沢・小田原市新玉の各国民学校で開かれた健民運動と体力章検定講習会において、神奈川県の建国体操についての説明がなされているし（『厚生時代』五巻八号、一九四二年八月）、神奈川県では、七月二一日〜八月二〇日の健民運動夏期心身鍛錬期間を中心とした時期、とくに健民運動の諸企画に建国体操が加えられた（『厚生時代』五巻九号、一九四二年九月）。

たとえば、八月八日の「大詔《たいしょう》奉戴日《ほうたいび》」（一九四一年一二月八日に対米・英戦争を開始して以来、毎月八日は「大詔奉戴日」とされた）には、神奈川県は青少年の暁天動員として各地で早朝に建国体操を実施、藤沢市の遊行寺の会場には二〇〇〇名以上が集ったという。また、県立神奈川工業青年学校では七月二七日より富士山の裾野で三泊四日の軍事教練を実施し、早朝、富士を仰ぎつつ建国体操をおこなっているし、川崎市では八月一四日〜九月三日、七回に分けて「健康の夕べ」を開催し、建国体操・建国舞踊・建国音頭を実施している（『厚生時代』五巻九号、一九四二年九月）。そして、一九四二年に入ると、国民体力法に基づく健民修錬会にも建国体操は採用されていく（『厚生時代』六巻九号、一九四二年九月）。

このように見てくると、戦争が拡大するなかでも建国体操はさらに流布していったように考えられるのであるが、一方では大きな困難も発生していた。そのひとつは、一九四二年四月八日、東条英機内閣が体育団体の統合のために大日本体育協会を改組し大日本体育会を創設、これにより、日本体育保健協会は存続させるが建国体操ノ会を解消して大日本体育会の建国体操部会とするという方針がとられたことである。松本学の日記には、一九四二年三月二三日の条にそのいきさつが記されている。

厚生省の体練《（ママ）》課長吉江君来る。大日本体育会結成につき建国体操の会の下部組織はそのまゝとして建国体操の会は解散して新に出来る会の建国体操部会になつて貰ひたいと云ふのでそれにきめた。国費を利用して大に所期の目的を達成してやらうと思ふ。自分が建国体操部会長となると申入れておいた。

松本はこのように張り切っていたが、結局、この建国体操部会という構想は実現せず、建国体操ノ会のほか全日本体操連盟やラジオ体操ノ会などもふくめた体操部会が生まれ、松本は同部会の副会長となるにとどまった。日記によれば、一一月一八日、松本は大日本体育会理事長の郷隆《ごうたかし》の来訪を受け、建国体操ノ会の地方分会は存続させることと職員は全員大日本体育会で引き取ることを条件として、建国体操ノ会の解散と体操部会副会長就任を要請されている。

その後の橿原神宮奉納大会

次に、前述したように、戦局の悪化による建国体操どころではないという状況があげられる。その事例のひとつが橿原神宮奉納建国体操大会の変貌である。たしかに、一九四一年（昭和一六）一一月二二・二三日の第二回大会には一万人が参加、一九四二年一一月二二・二三日に開かれた第三回大会にも一万二〇〇〇人が参加し、ともに大盛況ではあった。松本学は日記に、第三回大会の情況を次のように記している。

一一月二二日

朝十時岡山を立つ。大阪を通過して上本町から関急で橿原へ向ふ。四時頃着く八紘寮に入る。食後優良分会表彰と功労者（久米左門《ママ》氏）表彰する会あり。全国より集るもの二百十五名なり。それより営火を小運動場にて催す。神宮より聖火をいたゞいて点火す。満月の月光の下に何とも云へぬよい会なり。各地代表色々な余興をなす。

一一月二三日

朝五時起床。二百数十人列をなして神武御陵に到り建国体操を奉納す。有明の月を踏んで行進する気持エイヤーの声山陵にこだます。何とも云へぬ感激なり。朝食後神宮に参拝す。自分が代表して正式参拝す。参列者全部拝殿に上り祝詞を奉じて貰ふ。午前十一時より一万人の体操を開催す。例年の通りラヂオで全国に放送す。本年は各地から来会せしものの建国舞踊等あり。

文中にある「営火」とは今大会ではじめておこなった「営火の夕」で、これには二五〇名が参加、燃え上がる炎のもと、全員による愛国行進曲合唱・建国体操・建国舞踊・建国音頭や、各分会代表による詩吟・合唱・尺八・謡曲・朗読がおこなわれた（『厚生時代』五巻一二号、一九四二年一二月）。「建国の地」橿原の夜に燃え上がる炎、それは見るひとびとを幻想的にするとともに、厳粛な気持ちに誘い、「建国精神」への思いをおおいに高揚させたであろう。日記の行間からも、その興奮振りがうかがえる。

橿原神宮奉納大会の縮小

橿原神宮奉納大会は、日本体育保健協会にとり、もっとも重要な行事であった。松本も、日記の一九四三年（昭和一八）五月一二日の条に、今後の建国体操について「大日本体育会に全部移管して体育保健協会は開店休業として毎年の橿原奉納大会だけを橿原道場と共催とすることとしてはどうか」との考えを記している。しかし、その年の一二月四・五日に開かれた第四回大会は規模を縮小せざるを得なかった。再び松本の日記を見よう。

一二月四日
建国体操橿原神宮奉納大会第四回を橿原に催す。会するもの二百人。夜の行事を行ふ。優良分会を表彰す。

一二月五日
早朝、神宮御陵に二百人参拝して大前に建国体操を奉納す。毎年の行事なれどその都度《つど》感激新たなるものあり。神宮に参拝す。午后一時より運動場にて大会を開く。盛況なり。

松本は「盛況」と記しているが、日記の記述は簡単でラジオ中継についても書かれていない。参加者も少なかったようで、それは、大会名称を「大東亜戦争必勝祈願第四回橿原神宮奉納養正行事指導者錬成会」として、参加者を「国民錬成指導者幹部」に限定したからで（『厚生時代』六巻九号、一九四三年一一月）、開会の挨拶に立った松本も「本年は量より質を目的」とすると明言した（『厚生時代』六巻一〇号、一九四三年一二月）。

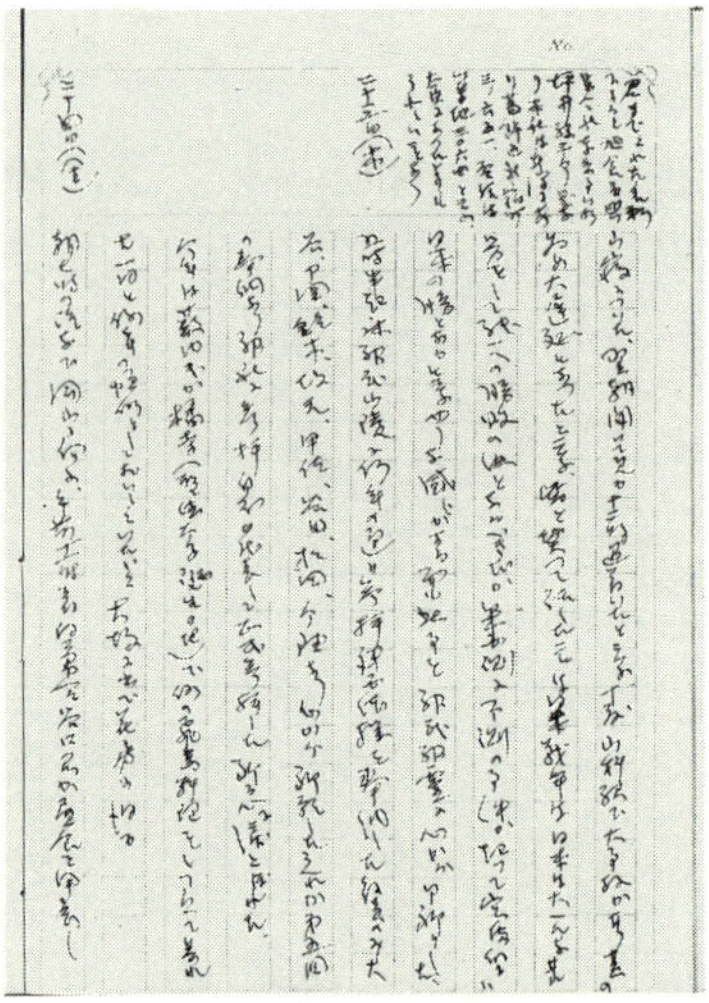

図９　「松本学日記」1944年11月23日条（国立国会図書館憲政資料室蔵）

戦局がさらに悪化した一九四四年には、雑誌統制により『厚生時代』も三月発行の七巻四号で廃刊される。しかし、この年も橿原神宮奉納大会は挙行された。期日は一一月二三日のみ、松本は日記にこう記した。

> 五時半起床。神武山陵に例年の通り参拝、建国体操を奉納した。役員のみ大谷、中園、鈴木、坂元、甲佐、谷田、松岡、今野なり。心から祈願した。之れが第五回の奉納なり。神社に参拝。自分が代表して正式参拝した。祈る心は涙と流れた。

これによれば、今回は松本ら日本体育保健協会の役員九名のみで建国体操を奉納したことになる。一九四四年一一月というと、アメリカ軍による本土空襲がいよいよ本格化したときである。奉納大会も事実上、戦局の悪化のなかで実行不能となっていたのである。

このように建国体操の運動も一九四三年以降、急速に衰退していくのであった。そのなかで、唯一の新しい運動展開を示したのが、静岡県清水市である。

清水市の指定

一九四四年度、日本体育保健協会は清水市を健民特別指導地区に選定し、五ヵ年計画で「市当局並に関係諸団体と緊密なる連絡の下に全市居住民並に工場、事業場等に於ける労務者に対し精密なる基礎調査を施行し」、それをもとに「徹底的健民指導を実践し、健民強兵の実を挙げ範を全国に示し以《もっ》て戦力増強の一途に邁進《まいしん》せん」という方針を打ち出した。

では、具体的に何をしようとしたのか。計画によれば、まず健民指導の基礎調査の実施がある。これは、戸数・世帯数・男女別人口、業種別工場数・性別年齢別職工数、学校別性別年齢別児童数・教職員数、清水市内外の通勤・通学者数、男女別初婚年齢、年齢別出産率・死産率・流早産数・流早産率、乳幼児死亡数・乳幼児死亡率、法定伝染病患者数・法定伝染病患者率、乳児・学童の体格検査成績、壮丁検査成績、体力検査成績、体力章検定成績、医師産婆看護婦数、結核蔓延状況、医療施設の状況、出生率・死亡率、体育施設の調査であり、一見して明らかなように、清水市民の健康状態・体力・人口動態を総合的に把握することが目的であった。養正行事の普及を目的とした神奈川県の実践強化指定とはまったく異なる趣旨であった。

そして、ここで得たデータをもとに、健民指導委員会・健民指導員・健民指導所を設置し、市民に健民指導をおこなっていこうというのであるが、その指導の内容は、講習会・講演会などの集会による国民精神の高揚と健民思想の啓発、建国舞踊・建国音頭・民謡・詩吟・朗唱・合唱などをとおしての「健全娯楽」の普及、拝神行事の徹底というものであった。

一方、体力錬成も重視し、町内会・青少年団・職場・学校で建国体操や歩行・水泳・武道・合唱などによる鍛錬の実施、「虚弱者」に対する食事・栄養指導と建国体操などによる「健全生活」の指導も実施することにしていた。清水市という地域を限定してはいるものの、日本体育保健協会が健民運動を積極的に推進するという大規模な計画であった（『厚生時代』七巻四号）。

では、なぜ清水市が選ばれたのか。たしかに、松本学は、一九二五年（大正一四）九月～一九二七年（昭和二）五月に静岡県知事を務めて以来の県庁人脈を持ち、また沼津に別荘があり、しばしばここを訪れていた。沼津と清水は比較的近い距離にある。こうした松本の個人的事情が清水市の選定に作用したことは否めない。しかし、それだけではなく、清水市では建国体操が盛んであり、さらに清水市と隣接する庵原《いはら》郡下でも興津《おきつ》国民学校をはじめとする各国民学校にも建国体操が広まっていたことも無視できない理由である。そして、清水市が「農村、漁村、工商、市街地を一市域に包有し一市にして社会各階層を網羅」していることは調査対象として有益と判断された（『厚生時代』七巻四号）。

清水市の建国体操

松本の日記に清水市の建国体操がはじめて登場するのは一九四二年（昭和一七）二月二八日である。

天気よし。富士が綺麗なり。午前八時二十四分発で清水に向ふ。池田君横浜から来て同行す。由比に下車同町の国民学校に行き生徒の養正行事を観る。中々よく出来た。殊《こと》に建国舞踊を女生徒五百名が上手に演じた。規律も正しく訓練せられてをる。清水に向ふ。国民学校に行く。山田勝四郎市長も来り生徒の建国体操を見る。然《しか》し養正行事までには行つてゐない。午后は清水市の教員達に酒井君と池田君とで講習した。其間清水三保にある日本軽金属会社のアルミナ工場を視察した。山田市長案内して呉れた。ボーキサイトからアルミナにするまでの工程を詳細に視た。大に参考となつた。

晩は市長の招宴あり。芸者に建国音頭等を教えて普及させることにした。

文面から松本の清水市への期待が読み取れる。

一九四四年になると、日記にも清水市の指定に関する記事が多くなるが、五月一六日には、この事業に清水市が年額二万円を醵出する決定をおこなったことが記されている。これで計画は一気に進む。五月一九日、松本は清水市に行き、市長以下助役・厚生課長と相談、午後は県庁を訪れ官房長・警察部長・厚生課長らと相談している。

六月一日、松本は健民指導委員会発会式のため、再び清水市に向かう。日記にはこう記されている。

市役所にて昼食。健民指導委員会発会式を行ふ。自分から趣旨を説明した。会するもの町会長など委員となり。晩は清水会館（元の玉川と云ふ料理屋。これが非常処置の結果会館と云ふ名称となつた）で県市の連中を招く。大へんな御馳走があつた。

こうして、清水市の健民特別指導地区計画は開始されたのである。しかし、この後、計画は大きな壁にぶつかった。言うまでもなく戦局の悪化である。港湾とアルミニウム工場を有する清水市はアメリカ軍の攻撃対象とされ、健民運動どころではなくなるのである。七月一六日に清水市を訪れた松本は、市民の不安な情況を日記に書きつける。

清水について講習会に出かけたが市民一般はおびえてゐて落付かぬ様子なり。それに二千名からの兵隊が駐在することとなり何だか此地が敵上陸地点でもあるかのやうにおびえてゐる。こうなつては敗戦態勢なり。講習会どころではないらしい。

この後、松本は八月一九・二〇日も清水市を訪れ、三保や江尻の町内会の建国体操を視察し、計画の実行にまだ希望を託すのであるが、一二月七日、清水市は熊野灘を震源とするマグニチュード七・四の東南海大地震に襲われた。この地震により清水市では死者一九名、負傷者一一一名、全壊家屋八四一戸、半壊家屋一四〇八戸、隣接する興津町でも死者一名、負傷者二名、全壊家屋四二戸、半壊家屋一五二戸の被害を出した。そして、これに追い討ちをかけるように、一二月二七日、清水港が空襲を受ける。清水港には日本軽金属・日本鋼管・東亜燃料などの工場があり、以後、清水港は一〇回の空襲を受けることになる（清水市史編さん委員会編『清水市史』三巻、吉川弘文館、一九八六年）。

一九四五年（昭和二〇）三月一七日、松本は清水市の計画の「一時中止」と日本体育保健協会の「一時開店休業」を決定、五月二一日、清水市を訪れ、市長に計画の中止を伝えた。松本の日記によれば、市長は「却《かえ》つて恐縮しておられた」という。建国体操の普及とその養正行事への昇華、そしてさらに健民運動との一体化を目指した松本学の構想もこうして破綻した。

清水市は、この後、七月七日未明に大空襲を受け、さらに七月三〇日には艦砲射撃を浴び、この二度の戦災で死者三五一名、重傷者一〇七名、軽傷者四八三名の被害を出した(前掲『清水市史』三巻)。

建国体操の拠点でもあった神奈川県とても事情は同じであった。五月二九日の横浜大空襲で、建国体操が盛んであった伊勢佐木町周辺は焦土と化した。建国体操は、こうして戦火のなかに消えた。

国立公園と厚生運動

「紀元二六〇〇年」と国立公園

国立公園の誕生

さて、ここで話の矛先を変えよう。厚生運動が心身の鍛錬を重視したことはすでに述べたが、その鍛錬の場として活用されたのが、国立公園であった。一九二七年（昭和二）に「国立公園思想の普及」を目的に内務省衛生局内（のち厚生省体力局内）に設置された国立公園協会は日本厚生協会にも参加している。ここでは、厚生運動が重視した心身の鍛錬が実際にどのようにおこなわれたのかということを、国立公園をとおして見ていく。

国立公園は、厚生運動、さらには健民運動が展開されるなかで、その役割が変容していく。ここでは、その変容振りを追うのだが、まずその前に、そもそも国立公園とはなぜ設けられたものかということからスタートしよう。時代は少し前にもどる。

国立公園法が成立したのは一九三一年（昭和六）三月で、同年一〇月一日より施行される。これは、アメリカのナショナルパークにならい、国民保健の教化、外国からの観光客誘致による外貨獲得、そして開発からの自然保護などを目的に、日本にも国立公園を設置しようという趣旨に基づくものであった。

以後、この法律により国立公園の地域が決定されるのであるが、その選定には内務省に設置された国立公園委員会が当たった。その選定基準は、風景が探訪者に日常体験できない感激を与え、外国人観光客を誘致する魅力をもつこと、自然的資質が保健的であること、神社仏閣・史跡・天然記念物・自然現象などの教化上の資料が豊富であること、土地所有関係が公園設置に便利なこと、位置が公衆の利用に便利なこと、水力発電・農業・林業・牧畜・鉱業などと風致の抵触が少ないこと、既設の公園施設が国立公園にも有効利用できることなどに置かれていた（『国立公園』三巻一〇号、一九三一年一〇月）。

このような選定基準のもと、一九三四年（昭和九）、まず瀬戸内・雲仙《うんぜん》・霧島・阿寒《あかん》・大雪山・日光・中部山岳・阿蘇《あそ》が、そして一九三六年には十和田・富士箱根・吉野熊野・大山《だいせん》が、それぞれ国立公園に指定された。いずれも雄大な大自然を擁し、かつ交通手段が便利か、周辺に温泉などの宿泊施設がある地域である。

しかし、選定の基準はそれだけではなかった。一九三二年一〇月の国立公園委員会第二次総会の席上、選定に当たった特別委員会の委員長藤村義朗は、吉野熊野国立公園について「神武建国以来の貴重なる史蹟伝説に富み」と、霧島国立公園について「皇祖発祥の史説を以て顕はれ」と、それぞれ説明しているように、選定に際して「建国神話」の故地という条件も考慮されたのである（『国立公園』四巻一一号、一九三二年一一月）。そして、「紀元二六〇〇年」が近づくにともない、「建国神話」の国民教化という役割も国立公園に課されていく。

また、一九三四年八月の国立公園委員会第五次総会で、岡田啓介内閣の内相後藤文夫は挨拶のなかで、国立公園に「非常時」における国民の心身鍛錬の場という目的を課した（『国立公園』六巻九号、一九三四年九月）。

内務省衛生局長挾間茂も「特に躍進日本の将来を荷負つて立つ可《べ》き青少年に対する指導精神としては消極的なる病魔の治療、予防より更に積極的なる肉体の練磨修養により如何《いか》なる困難をも克服す可き金鉄の身心陶冶《とうや》に向はしむ可きは非常時国家の将来に対して備ふ可き方針なりと思料す」と述べ、国立公園にそのための「国民身心練磨の神聖なる道場」

という役割を求めた（挾間「十二国立公園指定完了に当りて」『国立公園』八巻四号、一九三六年四月）。

このように、国立公園は、単なる自然保護や国民の行楽の場ではなくなった。「建国神話」の教化、心身の鍛錬、国立公園にはそうした任務が課せられる。それはまさに、のちに厚生運動の展開と揆を一にしていくものであった。以下、具体的に「天孫降臨」の舞台となった鹿児島・宮崎両県にまたがる霧島国立公園と、「神武東征」の舞台となった和歌山・奈良・三重三県にまたがる吉野熊野国立公園の場合について見ていこう。

霧島国立公園

一九三八年（昭和一三）二月一一日の「紀元節」に、鹿児島県は国民精神総動員第二回強調週間の行事として霧島国立公園の高千穂峰《たかちほのみね》で早朝、「紀元節奉祝式」を挙行、前夜から中学生・青年学校生ら千余名が夜間登山をおこない、「困苦艱難《かんなん》に耐へ得る心身を鍛へ且《かつ》は遠く肇国《ちょうこく》の昔を思ひ悠久の歴史を顧み日本精神を確保し又全支に奮闘する皇軍将兵を偲《しの》」んだという（『国立公園』一〇巻二号、一九三八年五月）。

そして、鹿児島県が設けた紀元二千六百年鹿児島県奉祝会は、一九三九年（昭和一四）度から約六六万円の予算を組み、「霧島高千穂峰聖域建設の事業」を実施する（『国立公園』一一巻六号、一九三九年一一月)。鹿児島県奉祝会の事業として、一九三九年九月、霧島神宮の古宮址に天孫降臨祭神籬《かみがき》斎場を建設する工事に着工、各種団体・学校生徒延べ三千余人の勤労奉仕で一九四〇年六月に完成させた。工事途中の一九四〇年二月一一日、ここで三五〇〇人を集めて天孫降臨祭・奉祝会が開催された。この天孫降臨祭神籬斎場までの道路も中学生らの勤労奉仕により築造され、霧島神宮から古宮址に至る五キロの歩道も中学生の勤労奉仕で築造された。

また、一九四〇年度より「教員・神職・学生生徒児童並に一般の修養を目的とする講習会又は各種集会の会場に充て、其の他広く教化訓練のための道場たらしめ、皇道精神の昂揚に資せんとする」ための霧島道場が、小学校教員・県庁職員・学校生徒・青年団員ら千数百人の勤労奉仕で霧島神宮のそばに建設された。さらに、これらの霧島高千穂聖域建設作業に勤労奉仕する学生・生徒の宿舎としての高千穂寮が、鹿児島・加治木・薩南の三工業学校生徒の勤労奉仕で一九三九年七月に建設され、一九四〇年七月には宿舎三棟が増設された。

こうした事業のほか、一九四〇年四月三日の神武天皇祭に際し、霧島高千穂聖域顕彰写真撮影競技大会も鹿児島県奉祝会の主催で開かれ、一七九名が参加、応募作品は七六〇点

に及んだ（紀元二千六百年祝典事務局編『紀元二千六百年祝典記録』一〇冊、国立公文書館所蔵「紀元二千六百年祝典記録」）。

当時、霧島国立公園管理職員として鹿児島県に勤務していた田中敏治は、「紀元二六〇〇年鹿児島県奉祝会というのができまして、その事業はほとんど霧島国立公園の中で行われたわけです。当時の金で六十六万円の費用で、高千穂河原の整備とか、霧島温泉から高千穂河原へ行く車道とか、霧島神宮から高千穂河原へ達する登山道の改修とか、ほとんど全部霧島国立公園の中の仕事をやっておりました」と回想している（座談会「草創期の国立公園管理を語る」『国立公園』四八三号、一九九〇年五月）。まさに、鹿児島県の「紀元二六〇〇年奉祝」行事は霧島国立公園に集中していたのである。

吉野熊野国立公園

一方、吉野熊野国立公園においては、帝室林野局の記念事業に呼応して、大阪電気軌道株式会社（現近鉄）が、「紀元二六〇〇年奉祝」と同社創立二〇周年・参宮急行電気鉄道株式会社創立一〇周年記念とを兼ねて、大台ケ原と大杉谷の整備事業をおこなったことが特筆される（田村剛「紀元二千六百年と各地の国立公園事業」『国立公園』一二巻二号、一九四〇年三月）。これは、大台ケ原と大杉谷にそれぞれ山の家を建設し、そのほか大杉谷探勝歩道を整備するというもので、「銃後産業戦線の中心地阪神地方に於ける青少年を原始の山岳渓谷の中に打付け鍛錬する施設」と自負された（加藤誠平・岡本精一「吉野熊野国立公園に於ける大軌の二千六百年記念事業」『国立公園』一三巻一号、一九四一年二月）。

「紀元二六〇〇年」に向けて「建国神話」との深い関係が強調されたのは、ここにあげた霧島と吉野熊野の両国立公園に限られていたが、そのほかの国立公園でも、心身鍛錬の場としての整備が進められていく。

心身鍛錬の道場としての国立公園

歩け健康

一九三八年（昭和一三）三月、厚生省体力局は体力強化のために国立公園内に「徒歩旅行地」（ハイキングコース）を設定することを提起した。四月にはすでに「厚生運動の提起」の章で述べたように、日本厚生協会が設立され、余暇を利用した国民の心身鍛錬を目指す厚生運動が開始されている。

そして、六月には「歩け健康」をスローガンに、厚生省・陸軍省の支援のもとに日本徒歩旅行連盟が設立される。理事長となった陸軍出身の東京山岳会理事坂部護郎は、「徒歩旅行と云へば、単なるハイキングを思ふ者なきにしもあらずであるが、我々の提唱して居る徒歩旅行は、そんな狭範囲なものではない。皇国精神を胸に、偉大なる祖国の土を踏んで山野を跋渉《ばっしょう》するのが、我々の所謂《いわゆる》徒歩旅行である。従ってピュアなアルピニストであれ、ハイカーであれ、スキーヤーであれ、サイクラーであれ凡《およ》そ自分の力で山野を歩くものは悉《ことごと》く含まれる」と簡潔に徒歩旅行運動の趣旨を説明した（坂部「徒歩旅行雑感」『山と溪谷』五二号、一九三八年一一月）。

こうしたなか、国立公園協会では「聖蹟地、史蹟地、社寺、伝説地、及び優秀なる風景地を連絡する徒歩旅行地」の設定を国立公園をかかえる北海道と各県に求めた（千家哲麿「国立公園に於ける徒行地の調査」『国立公園』一〇巻二号、一九三八年五月）。

これに対し、鹿児島・宮崎両県は三月一六日に霧島国立公園に関するハイキングコース協議会を開き、コースを設定するが、そこには霧島神宮・霧島東神社・高千穂峰などの「建国神話」に関わるポイントや、秩父宮の登山記念碑がある高千穂河原がふくまれていた。また、熊本県より阿蘇国立公園におけるハイキングコースにも、高松宮の記念碑のある久住高原展望台、景行天皇を祭る宮処野神社などの「聖蹟」が取り込まれていた（「霧島　阿蘇ハイキングコース調べ」「国立公園計画調査一般　霧島」、国立公文書館所蔵「環境庁公文書」）。

一方、「建国神話」に直接結びつかない国立公園ではどうであったか。それを中部山岳国立公園をかかえる富山県に見てみよう。中部

中部山岳国立公園

山岳国立公園は、新潟・富山・長野・岐阜にまたがるが、富山県には、その中核ともなる黒部峡谷が走り、立山連峰がそびえている。「徒歩旅行地」の照会を受けた富山県では、黒部・立山で調査をおこなう。これについて、厚生省体力局施設課で国立公園行政に当っていた千家哲麿は、富山県の国立公園管理職員中川作次郎に書簡を送り、「『ハイキングコース』の意に従へば登山とは異り都会地（富山）又は温泉地等の根拠地（以上国立公園区域外）より国立公園区域内に及ぶ簡易なる（日帰へり）徒歩旅行コースの意味に御座候」と、その趣旨を説明している（富山県社寺兵事課「国立公園」、富山県立公文書館所蔵「行政文書」）。経験豊富な登山家のためではなく、一般国民の心身鍛錬の場として、国立公園の大自然を活用しようという発想が示されている。

これを受けて、富山県では、立山については、富山市を起点とする日帰りコースとして、称名峡・称名滝の探勝コース、同じく宿泊コースとして称名峡・称名滝・弥陀ヶ原・山毛欅《ぶな》林道探勝コースと立山温泉への徒歩旅行コースを、黒部峡谷については宇奈月《うなづき》を起点に黒薙《くろなぎ》・二見・鐘釣温泉・猿飛・祖母谷《ばばだに》温泉に至るコースを決定、五月に厚生省体力局

に回答している。

このうち、立山のコースでは、一九三六年度から五ヵ年計画で千垣〜藤橋の県道を自動車道路に改修する工事を継続中で、またすでに休憩慰安所やスキー場・キャンプ場などの施設が完備していたが、黒部峡谷のコースには「休憩所其他の施設なし」という状況であった。これでは、一般国民の利用には向かない。そこで、旅行者は日本電力が発電所建設のために敷設した一日三往復のトロッコに便乗するほかはなかった。富山県は、日本電力の軌道に旅客輸送を依存する。黒部峡谷の発電所建設にはこれまで国立公園関係者の間から自然破壊につながるという批判がなされていたが、以後、発電所建設と国立公園は共存していかざるを得なくなる。

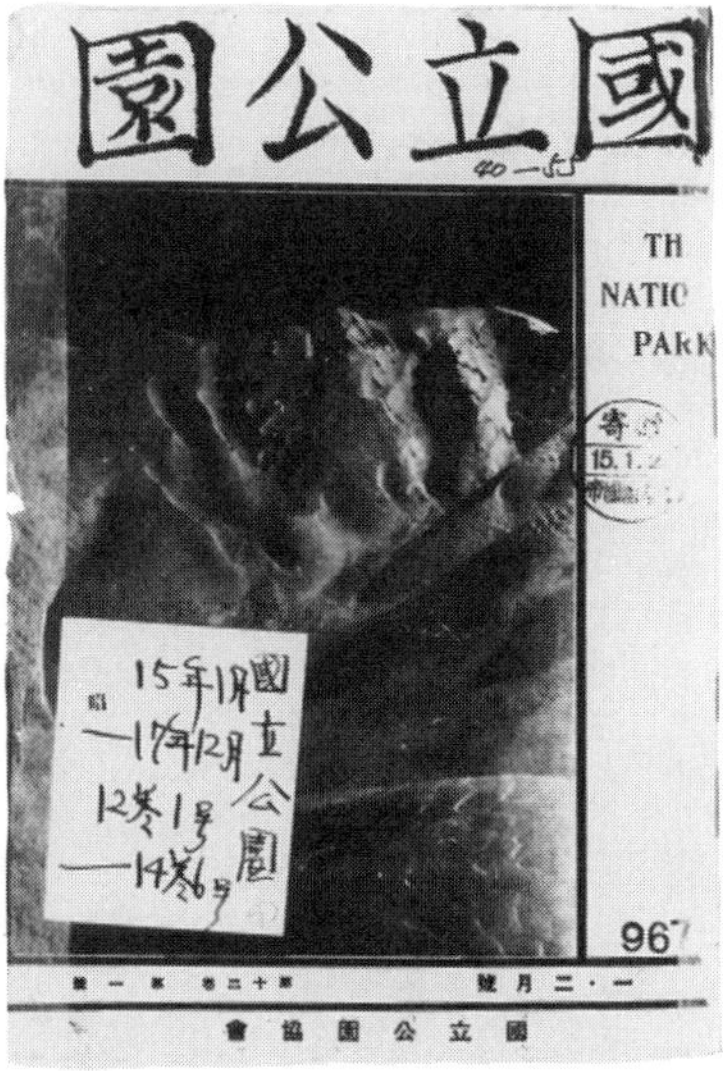

図10　『国立公園』12巻１号表紙
（1940年，国立国会図書館蔵）

観光か鍛錬か

このように、国立公園に「簡易なる徒歩旅行」の場という役割が課せられると、国立公園には観光施設の充実が求められる。一九三八年（昭和一三）四月一〇日、国立公園施設調査を兼ねて立山で春スキーを楽しんだ富山県知事土岐銀次郎は「国立公園としての立山に交通ならびにホテルの施設をすることは遊覧客誘致のため欠くべからざることである」と述べ、県でも施設を計画中であることを明らかにした（『大阪朝日新聞』富山版、一九三八年四月一二日）。この計画は、称名滝のエレベーター敷設、ケーブルカー敷設、登山道路改良、ロープウェー敷設の四案であった。

しかし、この直後の四月一八日、知事が交代する。新知事となった矢野兼三は土岐前知事とは考えを異にし、「さう立山へ猫も杓子《しやくし》も……モダンガールもモダーン爺も登つて貰ひたくない、本当に額に汗し、山で心身を鍛錬しよう、心から雄山《おやま》神社に崇敬の念を捧げようと云ふ者なら、極く少数の者でも宜《よろし》いから登つて貰ひたい。それにはエレベーターやドライヴウエーでは困る」という認識から立山の観光開発計画に対し「そんなことはやれない」と反対したという（国幣小社雄山神社・国立公園協会富山支部編『立山を語る』一九四〇年）。結局、エレベーター、ケーブルカー、ロープウェーなどの計画は白紙となった。

しかし、一九三八年以降、顕著となった立山を心身鍛錬の場にするという政策のもと、立山への登山者は激増していく。とくに、一九四〇年七月一～三〇日の登山者数は七九八一人に達し、これは前年の同期より二七七〇人も多い。しかも、「従来の遊楽半分から本年は一転鍛錬登山をしてゐる」という変化も起こっていた（『大阪朝日新聞』富山版、一九四〇年八月二日）。八月七日には、「紀元二六〇〇年」と立山連峰の主峰雄山山頂にある県社雄山神社の国幣小社昇格を祝って富山県庁から雄山山頂までを八人でリレーして走るという立山登山縦走大会が県体育協会・県電気局後援で開催されている（『大阪朝日新聞』富山版、一九四〇年八月二一日）。

一方、厚生省では一九四〇年四月、一九四〇年度から一〇ヵ年計画で立山を開発するという方針を発表していた。それによれば、厚生省がおこなう事業として「藤橋に大ホテルを建設、藤橋付近一帯の大公園化、自動車道路の新設また室堂《むろどう》付近には登山道路を新設し付近一帯の公園化ならびにキャンプ場の新設、医療施設の完備」などで、県の事業としては「黒部峡谷祖母谷に天然公衆温泉浴場、ザラ峠六ヶ所に山小屋の新設」「千垣、称名間のドライヴウエー」や「長野、富山間を結ぶ白馬連峰縦走線、剣岳立山縦走線、黒部峡十字峡から立山にいたる立山線、小川温泉朝日岳線、白馬岳祖母谷線、有峰太郎山線、大日岳縦走線、黒部峡上廊下線など二十登山路」の新設であった。ドライヴウェーの建設はあるものの、大部分が登山道路・登山道の新設、温泉施設の整備であり、「厚生国策にそって登山による体力向上に貢献するところ極めて甚大と予想」されるものとなった（『朝日新聞』富山版、一九四〇年四月一四日)。

この年、雄山神社の国幣小社昇格を祝い、同神社と国立公園協会富山支部は、一二月一〇日、「立山に関する座談会」を開いた。これには知事の矢野兼三、県学務部長山口泉ら県幹部、富山市長・立山村長、県内各新聞の記者、あるいは登山家・研究家、雄山神社の神職・同神社関係者らが出席した。

先述した矢野知事の「さう立山へ猫も杓子も……モダンガールもモダーン爺も登つて貰ひたくない」という発言はこの時のものであるが、山口学務部長も「一体山へ登ると云ふことは心身鍛錬であつて、山小屋は其の道場とも見るべきものですから、ごろごろ寝転ぶ所でなくて、整頓と云ふことが最も大事です。雑巾掛けなんかでも手の足りない娘にやらせて居りますが、是等《これら》は寧ろ泊り客に奉仕させたら宜《よ》いのぢやないか、女の人が泊つたら浴衣なんかの洗濯をさせる。男の客には掃除をさせる。厳格な監督の下に、奉仕作業としてやらせたら宜いのぢやないか、山に対する奉仕だと云ふ見地から、山小屋を一つの道場として経営を活かすやうにしたい」という希望を述べた。

こうした県当局者の、国立公園立山を心身鍛錬の道場とするという見解に刺激され、登山家の石黒清蔵は「今や高度国防国家建設の急務が叫ばれ、凡《あら》ゆる方面に国家目的に副《そ》ふやうな運動が活発に展開されて居るのでありますから、此の登山と云ふことに対してももう少し県が形の上に現はれた積極的の運動をやつたらどうかと思ふのであります」と希望し、その具体例として「五月頃に中等学校の生徒、青年学校の生徒達を立山へ登らせて一つの大会を催す」「中等学校、青年学校の先生、生徒或は小学校の先生……実際の教育に携つて居る人を対象として、厳格なスキーの講習会をやる」など「もつともつと年中登山をして大いに鍛錬すると云ふことに積極的に乗出したらどうか」と提案している（前掲『立山を語る』）。山岳信仰の対象であった立山は、青少年の心身鍛練の道場としても格好の場と理解されていく。

温泉報国

ところで、国立公園の役割が心身の鍛錬の場となることは、それに付随する施設の役割にも変化を生じさせた。その典型が温泉である。温泉というと、湯治場を除くと、男性の団体客が中心で芸妓を侍らせた酒宴がつきものであったが、そうした温泉のあり方が批判にさらされていく。

日中戦争開始から三ヵ月が過ぎた一九三七年（昭和一二）一〇月一二日、秋田県温泉協会第六回総会が秋田市の歓楽街川反にある秋田県土木協会会館で開かれた。秋田県は温泉の宝庫ともいわれるほどであるが、この総会の席上、日中戦争に動員された将兵には宿泊料を五割引き、その家族には三割引きとすることを決議、さらに「各温泉場に於て銃後の支援をなし温泉報国の実を挙げること」を可決した。この場で可決された宣言には次のように記されている。

時局重大にして国家総動員の秋《とき》遙に皇軍将兵各位の武運長久を祈り又温泉本来の使命たる国民保健療養の重大なるに思ひを致し特に名誉の戦傷病軍人の療養に付いては固《もと》より出征軍人家族の療養に対しても特別の便宜を計り以て温泉報国に邁往《まいおう》せんとす。

しかし、総会後、秋田市郊外の秋田温泉で開かれた懇親会には「川反美人の座間幹旋」があり、「温泉報国」宣言を実行することの困難さが暗示されていた（秋田県衛生会『通俗衛生』三巻一一号、一九三七年一一月）。

「温泉報国」は秋田県のみの課題ではない。同年一〇月二八日、新潟鉄道局と日本温泉協会主催の山形秋田両県温泉座談会が山形県

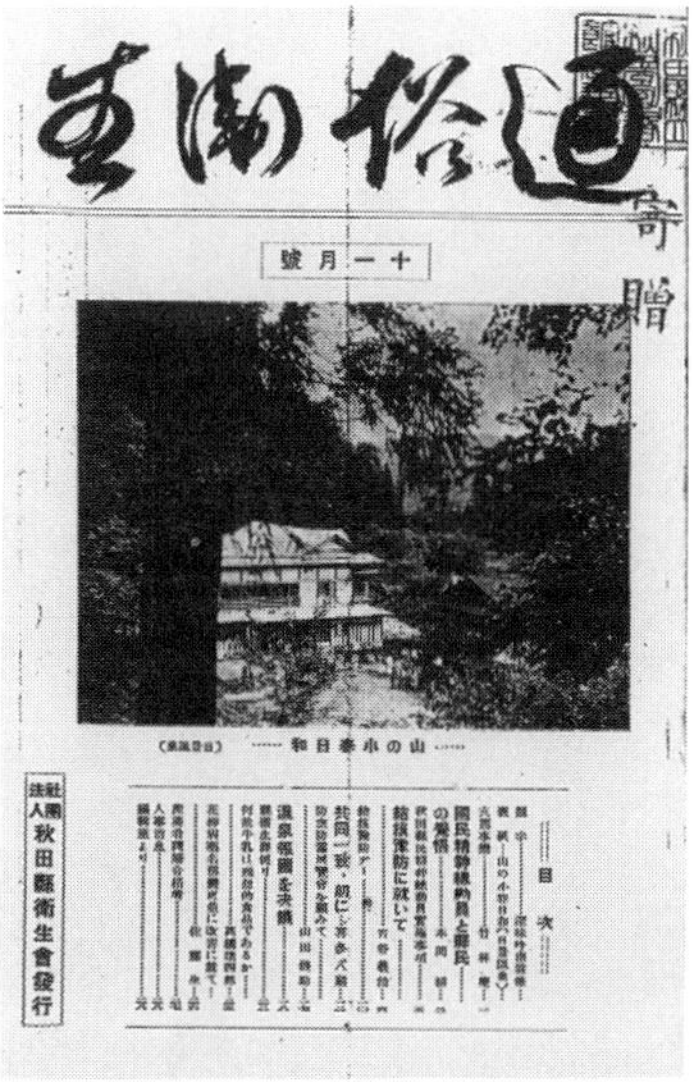

図11　『通俗衛生』3巻11号表紙
（1937年，秋田県立図書館蔵）

の温海《あつみ》温泉で開かれたが、座談会の中心は「温泉報国に関する件」に置かれていた。また、全国的にも白浜・別府・日奈子・徳島・下呂《げろ》・伊東などの温泉でも戦争に動員された将兵への便宜を決定していたし、東北地方でも数ヵ所の温泉が軍部に運動を開始していたという（『通俗衛生』三巻一二号、一九三七年一二月）。

秋田県衛生会の機関誌『通俗衛生』の四巻四号（一九三八年四月）には「温泉にひたれ」という次のような巻頭言が掲載された。

今後一般に温泉に対する認識は従来の遊興より療養に転化されること〻思ふのである。されば温泉に浴して病を医し、又明日の活動力を蓄積することは、我々の生活にとつて必要欠くべからざることである。幸ひ本県には未だ世に知られぬ原始的にして最も効果的な多くの温泉が、一歩山地に入れば随所に散在してゐるから、此れに浴して身心の健康保持に努めることは易いことである。昨今温泉の権威者達が原始的温泉を保護せよ、而《しか》して農山漁村民を心よく浴せしめよと叫ぶのも宜《むべ》なる哉《かな》である。余暇を得て山の湯にひたれ!!　而して銃後の護りに資せよと叫ぶものである。

ここでは、将兵のみならず、「農山漁村民」も温泉に浸かり英気を養い、「銃後の護り」に就くことが求められている。

さらに、一九三八年六月二四日、東京で開かれた日本温泉協会第九回総会でも、「温泉報国の徹底を期せられたし」「温泉地を有意義に活用して国民体位向上に必要欠くべからざる事を広く認識せしめたし」などの議題について協議している（『通俗衛生』四巻七号、一九三八年七月）。

このように、「温泉報国」のスローガンのもと、温泉から従来の歓楽的要素を一掃し、本来の湯治療養の場に「一大転換」させることが叫ばれていったのである（「温泉に対する認識を改めよ」『通俗衛生』四巻一一号、一九三八年一一月）。

温泉法制定の要求

こうした「一大転換」は温泉法制定の請願にも顕著であった。すでに日本温泉協会は、一九三五年（昭和一〇）、第六七回帝国議会に「温泉保護法制定の請願」をおこなっていたが、その趣旨は、温泉の濫掘や鉱山開発による泉源の枯渇を防止するというものであった。一月三〇日、衆議院請願委員会第二分科会の場で、紹介議員の木暮武太夫は、温泉の意義について「国民の健康を保護向上せしめ、経済上に於ては地元市町村を発展せしめ、外客誘致に依つて貿易外の収入を計つて、国内貸借の改善に資しつゝあり」と、三点をあげていた（『第六十七回帝国議会衆議院請願委員第二分科会議録』一回）。

これに対し、やはり同協会が一九三八年の第七三回帝国議会におこなった「温泉国策樹立に関する請願」は、「温泉法の制定」「温泉に依る国民体位の向上」「山漁農村民利用の温泉場の都会化防止」「各大学へ温泉学講座開設」「施設改善指導の為《ため》国営温泉場の設置」「温泉の調査分析」を求めるものであったが、二月一四日、衆議院請願委員第二分科会において、紹介議員の高橋熊次郎は「今や支那事変に因り幾多の白衣の勇士が凱旋されるに当りまして、是等の温泉の機関を動員して、十分なる効果を発揮せしむると云ふことは最も策の得たるものなり」と、温泉の新しい役割について述べている（『第七十三回帝国議会衆議院請願委員第二分科会議録』二回）。

さらに、一九四一年の第七六回帝国議会にも、同協会は「国民の保健の増進並《ならびに》国民経済の進展に資」するために「温泉法の制定に関する請願」をおこなうが、三月二〇日、衆議院請願委員会で、紹介議員となった木暮は、傷痍《しょうい》軍人のみならず、「不健康地に在る『アン・バランス』の健康状態にある都会人、工場で働いて居る人、商店員の人達が一種の調律運動として我が国独自の地下資源たる温泉を利用すると云ふことが、今日の温泉の利用の新しい正しい方向である」と明言している（『第七十六回帝国議会衆議院請願委員会議録』一〇回）。温泉法の制定は実現しなかったが、こうした議会の動向からも明らかなように、温泉の役割の変化は、国立公園の役割の変化と連動するものであった。温泉で心身を癒し、厳しい自然のなかで心身を鍛えることになるのである。

「健民地」としての国立公園

青少年の錬成場

さて、次に、厚生運動が健民運動化するなかでの国立公園の変容について触れよう。一九四一年(昭和一六)二月、国立公園協会の機関誌『国立公園』一三巻一号の巻頭言において、同協会主事で登山家としても著名な冠《かんむり》松次郎は、「国立公園を国民練成の一大道場たらしめよ」「国立公園は大自然の成せる公園であると同時に又我皇国の偉大なる国史の歴程を語るミユゼアムである」と主張した(冠生「国立公園と国民道場」)。

同年五月一四日に開かれた同協会第一〇回総会でも、会長細川護立《もりたつ》は「国立公園を単なる観光資源として取扱はず、もつと力強い更に積極的に全国民の為《ため》に供用し得らるゝものと致し、興亜の聖戦に従ひつゝある我国家の福祉に大いなる貢献を為《な》すものと致したい」と発言（細川「国立公園協会第十回総会に際して」『国立公園』一三巻三号、一九四一年六月）、総会後の協議会では「国立公園を青少年の心身錬成場とし、特に労務者の厚生的利用に享用せしめる方針」を決定した（『国立公園』一三巻三号）。

たしかに、戦争の長期化により、海外からの観光客は期待できず、鉄道などの交通機関も統制され、国立公園の持つ観光という目的は後退していた。国立公園協会常務理事の田村剛は、「人的資源」の培養のためにも「余暇利用としての国民の健全なる休養」が必要との立場から、厚生運動の実践の場としての国立公園の重要性を強調している（田村「国土計画と休養地」『国立公園』一四巻一号、一九四二年一月）。

一九四二年五月一六日の国立公園協会第一一回総会でも、細川護立は大日本産業報国会と協力して「勤労青少年を国立公園区域内に誘導し国立公園の大景観に親しましむると共にその心身の鍛錬並に休養厚生に聊《いささ》か貢献を致したい」という希望を述べた（細川「国立公園協会第十一回総会に際して」『国立公園』一四巻三号、一九四二年六月）。

この細川発言にあるように、すでに国立公園協会と大日本産業報国会との協議は始まっていた。四月一七日には、両者による「勤労青少年錬成厚生の為《ため》国立公園利用に関する懇談会」が開かれ、国立公園で日帰り、夜行日帰り、二〜三日、三〜五日の行程で勤労青少年の錬成会をおこなうという案が示されていたのである（『国立公園』一四巻三号）。

この案は実施される。たとえば、国立公園協会と東京産業報国会との共催で、一一月九〜一一日、一一月一二〜一四日の二回、産報女子青年隊錬成会が神奈川県の箱根で開かれた。一一月九日、御殿場駅より長尾峠・乙女峠を経て箱根入りした第一陣の一行八三名は仙石高原ホテルに到着、到着と同時に君が代斉唱、皇居遙拝、産業報国青年隊信条高唱をおこない部屋に入った。一〇日は午前六時に起床し、朝食・講話の後、箱根神社参拝の「行軍」をおこない、神社で箱根の史蹟・風景の話を聞く。帰路は船で芦ノ湖を渡り、ホテル帰着後は入浴・夕食の後、総常会をおこない、午後一〇時就寝。一一日は、午前四時、不時呼集により全員が起こされ、防空訓練を三〇分おこなっている。朝食後、閉会式をおこなうが、これで解散ではなく、午前六時から明神岳への登山が開始される。午前一〇時に山頂に立ち、零時半に強羅《ごうら》に下山、昼食後、帰京した（『国立公園』一四巻六号、一九四二年一二月）。まさに、国立公園は、余暇を利用した心身鍛錬の場として機能している。

「健民地」としての国立公園

国立公園の役割の変化にともない、新たな国立公園も求められた。すでに、国立公園協会は、一九四一年（昭和一六）に「高度国防国家建設」のため開発と自然保護との調和を図るために国土計画対策委員会を設置していたが、一九四二年五月一四日、この場で新規の国立公園候補地を決定、企画院・宮内省・内務省・農林省・文部省・鉄道省・厚生省に決議書を提出した。この委員会には文部省宗教局・鉄道省運輸局・農林省山林局・陸軍省兵務局・厚生省人口局（一九四一年八月、体力局が改組）・宮内省帝室林野局・大政翼賛会文化部からそれぞれ代表が出席しているので、この決定には公的性格があったと考えられる。それによれば、新規の候補地は、道南（支笏《しこつ》湖・洞爺《とうや》湖・定山渓《じょうざんけい》・登別《のぼりべつ》）、八幡平《はちまんたい》、磐梯《ばんだい》吾妻《あずま》、三国山脈、奥秩父、大島、琵琶湖、石鎚山《いしづちやま》、英彦山《ひこさん》・耶馬渓《やばけい》の九区域で、また、区域拡張候補地として富士箱根、吉野熊野、瀬戸内海の各国立公園があげられていた（『国立公園』一四巻三号）。

ここでは、国立公園は「健民地」と位置づけられている。そして、これら新規候補地の選定基準は「山岳、森林、原野、湖海、温泉等を擁し且《か》つ社寺、史蹟等を伴ふもの」「日帰の行程で利用せられるもの、換言すれば居住地より四〇粁《キロ》程度に所在するもの、徒歩によるものに在りては一〇粁内外に存在するもの」、「宿泊旅行を伴ふ」場合は「一二〇粁以内に在る」というもので（田村剛「国土健民会と錬成施設」『国土と健民』一五巻二号、一九四三年五月）、奥秩父や伊豆諸島の大島、琵琶湖のような都市近郊にあるものも国立公園候補地となっていることからもわかるように、国立公園とは厳しい大自然に囲まれ、日常では味わえない自然美を体験できるというそれまでの条件は後退し、都市勤労者の錬成の場としての便利さが選定の基準とされていた。冠松次郎は「風景を第一として指定せられた、従来の国立公園に健民を中心とした最も手近く利用し得る国立公園候補地を選定追加し、更に健民に資する自然風景地を物色して之《これ》に施設を整へ以て第二線の青少年の体力増強を図らんとする」と、新たな候補地選定の意義を説明している（「編輯後記」『国土と健民』一五巻一号）。まさに、国立公園は「民族錬成の道場」となった（藤木九三「錬成道場としての国立公園の使命」『国立公園』一四巻五号、一九四二年一〇月）。

以上のような新方針を受けて、国立公園協会の機関誌『国立公園』も、一九四三年（昭和一八）二月より『国土と健民』と改称、国立公園協会自身も、五月一八日の第一二回総会で「国家の健民政策に即応し、強兵健民の為に協力せん」ため国土健民会と改称した。冠は、この改称について「最早従来の如く国立公園を単なる観光の為、保健の為と云ふことのみに考へてはゐられない。先づ何を措《お》いてもこの自然風景地を出来るだけ開放して、国民の錬成、厚生、休養に利用しなければならない」と説明した（冠生「国立公園協会十七年を顧みて」『国土と健民』一五巻三号、一九四三年七月）。

そして、この総会後の評議員会の席上、健民運動と一体化し、国立公園＝「健民地」に健民寮と野営施設を設置することと、そのための指導者を養成することとを決定した（『国土と健民』一五巻三号）。

この決定に基づき、七月一五〜一九日に大阪府の生駒青少年錬成道場で、八月一〇〜一四日には日光国立公園の湯元山の家で、健民地指導者講習会が開催された。これは、厚生省の後援を受け、官庁・市役所・町村役場の職員、学校職員、会社・工場職員ら五〇人を対象にしたもので、天幕を設営し、修験道・野外炊事法・勤労作業指導法・「植物界より視たる自然」「錬成の本義」「野外衛生と救急法」などの講話と実習、さらに行軍・登山の実地演習などがおこなわれた（『国土と健民』一五巻四号、一九四三年八月）。

こうした講話のなかでは、野営について「ここにいふ野営は単に幕営《ばくえい》に限らず、掛小屋生活、露営（いはゆる着のみ着の儘《まま》の野営）または洞窟、塹壕《ざんごう》などの生活も意味する」と、あるいは野草採集については「決戦態勢下にあつて、食糧問題に重大な関心が払はれる折柄、または支那大陸、南洋のジャングル戦などを想起する場合、食糧野草の採集と、これが調理法を心得ておくことは頗《すこぶ》る緊要である」と説明されたように（藤木九三「野外錬成の指導法」『国土と健民』一五巻六号、一九四三年一二月）、この講習会は戦場における実践を前提としたものであった。国立公園はジャングル戦の訓練の場にも活用されるにいたった。

大島を竜宮城とする計画

さて、厚生省では、この年の五月に、秩父、大島天城《あまぎ》、志摩、琵琶湖、金剛高野、英彦山《ひこさん》・耶馬渓《やばけい》の六区域を新規国立公園候補地に決定した。前年、国土計画対策委員会の決定を参考にしつつ決定したと考えられるが、委員会の決定にはなかった志摩と金剛高野が加えられ、伊豆諸島の大島は伊豆半島の天城山と結び付けられている。これら六区域の選定の基準として一貫するのは「人口稠密な関東、東海、近畿、北九州地方に近接」し（『国土と健民』一六巻一号、一九四四年二月）、「景観は固《もと》より保健的素質に優れ且《かつ》国民精神涵養《かんよう》上貴重なる史蹟霊地に富み国民錬成の大自然道場として極めて恰好の地帯」という点であった（厚生省健民局「第八十四回帝国議会関係（健民局）」、国立公文書館所蔵「厚生省文書」）。

このうち、大島については、すでに一九四一年（昭和一六）に、島を「一種の国民厚生道場」とするため、大島厚生施設協会が設立され、国立公園指定に向けて運動が開始されていた。この協会の理事には、国立公園協会常務理事の市来鉄郎（厚生省体力局施設課長）・田村剛（同局技師）・末松階一郎（衆議院議員）の三名が名を連ねていた（『厚生の日本』三巻四号、一九四一年四月）。同協会の専務理事となった東京湾汽船株式会社の河合良成によれば、この計画は、同協会相談役となる日産コンツェルンの鮎川義介の発想から起こったもので、鮎川は、大島に天然動物園や鯨が泳ぐ水族館、あるいは「火山のなかまで楽に見えるやうな設備」、それにヒュッテや青少年の訓練施設などを設け、東京から一万トン級の船を使用して産業報国会や学校単位の団体を送り込ませて、団体訓練をおこなうという壮大な計画を持っていたという。

河合は、これを「大島を竜宮城とする計画」と呼び、この計画の実現のためにも「これはどうしても国立公園にして了《しま》はなければいけない。只今国立公園といふと上高地《かみこうち》、雲仙、箱根、日光等でありますけれども、上高地に行くとよい部屋は一晩二十五円位部屋代を取られるし、かういふブルジヨア式の国立公園では時代に合はない。もつと民衆に近いものでなければならない。さういふことで国立公園にならないと万端の施設がやり憎いのです」と、大島の国立公園指定を強く求めていた（河合「大島を竜宮城とする計画」『厚生の日本』三巻八号、一九四一年八月）。

しかし、大島をふくめてこれら六区域が国立公園、もしくはそれに準じる国定公園に指定されるのは戦後、一九四六年（昭和二一）以降である。指定が遅れた理由は、やはり戦局の悪化であった。

立山登山の変貌

それでは、「健民地」となった国立公園が、戦局の悪化のなかでどのように変貌するか、中部山岳国立公園の立山連峰について、具体的に見ていこう。

一九四二年（昭和一七）六月、富山県内の観光諸団体は「大東亜戦争下における観光事業は従来の物見遊山のものから相当に修正を加へなければならなくなり県の観光事業も国策に協力する建前から厚生運動の一端とするとともに国土計画に即応した公園、緑地の建設と併せて名勝風景の施設開発に乗りだすなど観光事業の百八十度転換を行ふことにな」り、知事を会長とした富山県厚生観光協会を設立した。そして、立山における錬成道場の建設や大岩山・称名滝・庄川峡・黒部峡谷などの厚生地指定、産業報国会員の心身鍛錬のための山の家・海の家の設置など「観光事業と都市計画事業を一元化した厚生観光の新らしい分野開拓」に踏み出す（『朝日新聞』富山版、一九四二年六月二〇日）。まだ、この段階では、国立公園を厚生運動の場として積極的に活用しようという姿勢である。

そして、この年も、立山には「聖山を道場として心身を鍛錬しようといふ新しい登山熱に乗つてお山開き以来県内の産報団体、青少年団員、県外からの登山者などで昨夏の二倍が登山する」という状況となり（『朝日新聞』富山版、一九四二年八月二日）、七月一一～三一日の登山者は一万三三四人にのぼった（『朝日新聞』富山版、一九四二年八月四日）。

夏山シーズンも終わりに近づいた八月二二日、立山連峰の主峰雄山の頂上にある雄山神社の神職は「今夏の登拝者は、昨年よりも増加したが、集団登拝が多くいづれも隊伍整然、行動静粛、実に立派なものだ、殊に各団体が員数を調節したためか満潮か洪水かの如く押し寄せるやうな混乱さは余程調和された、これは登拝者が自ら集団行軍意識に眼醒めた一つの証拠である」と、錬成登山・行軍登山による登山者の増加を歓迎している（『北日本新聞』一九四二年八月三〇日）。結局、一九四二年は七月の夏山開きから八月末までに、立山登山の起点である県営鉄道粟巣野駅の降車人数だけでも二万人に達し、富山県は「健康増進の意味で登山者の増加を大いに喜び室堂小屋の改善、各コースの道標、景観の説明標など」の改善をおこなうことにした（『朝日新聞』富山版、一九四二年九月八日）。

冬山においても、一九四三年四月四～七日、富山県スキー協会は立山スキー突撃登攀《とうはん》をおこない、全国から集まった約四〇名の参加者に対し、編隊行軍・密集滑降・カンジキ突撃などの戦技スキーの訓練を実施し（『朝日新聞』一九四三年四月二日）、立山登山はますます戦時訓練としての熱気を帯びてくる。

戦局の悪化と立山

しかし、その一方では、戦局の悪化にともなう食糧不足は、立山連峰にも大きな影響を与えた。七月二九日、雄山神社の例大祭から下山した知事坂信弥は、学徒動員による標高二〇〇〇メートルの弥陀ヶ原の開墾を提案（『朝日新聞』富山版、一九四三年七月二八日）、八月二日から県の実地調査が開始されるが（『朝日新聞』富山版、一九四三年七月三一日）、結論は不可能に近いものであった（『北日本新聞』一九四三年八月六日）。

また、坂はこのとき、立山連峰・黒部峡谷に生息する天然記念物のニホンカモシカの食用も提案し（『北日本新聞』一九四三年七月三一日夕刊）、県は牡のカモシカの狩猟を解禁、この年の冬には六八頭を捕獲し、肉は食用に、毛皮は軍に供出した。さらに一九四四年（昭和一九）度の冬には一〇〇頭を目標に捕獲することを決定している（『北日本新聞』一九四四年八月二七日）。

このように、国立公園の自然保護は戦局の悪化の前には後景に退かざるを得なくなった。しかし、立山登山は一九四四年になっても衰えない。七月一八日には濃霧と暴風雨により

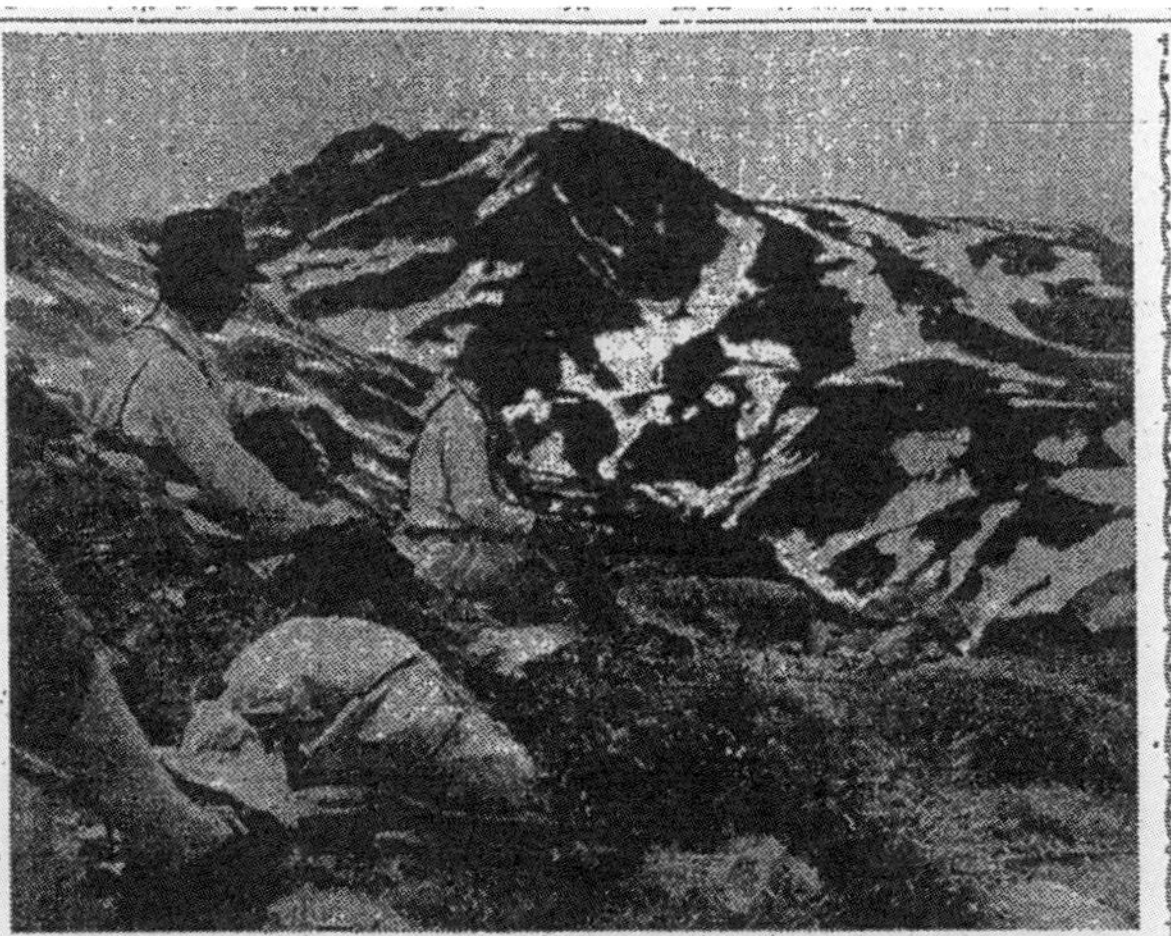

"立山を一大農園化するよ"

學徒動員で一石數鳥を狙ふ

自慢の坂信彌知事

立山頂上に鎮座する雄山神社例大祭に奉幣使として参向した坂知事は二十六日午後下山し、直ちに帰庁したが"神のお告げで立山を一大農園化するよ"と、つぎのやうに語つた

▽…驚いたことは参詣人のいかにも多いことで越中の守護神たる有難さをつくづくと味はつた、その御社で精魂こめて皇軍の武運長久と五穀の豊穣を祈願し心の底から敬虔と感激の自信を強めたわけだ、この御社の末社が山頂一帯に三十六社あつてなかには廃社もあるさうだが必ず再興させる、登山者に勤労奉仕をさせれば訳はないさ…次に直感したのは土地の利用だ、下界ではやれ空閑地利用だ、遊休の活用だなんて猫の額のやうな場所までいじくり廻してゐるがあそこに行けば弥陀ケ原、五色、大日など、どこに行つても土地はあり余つて人の手入れを待つてゐる、寒いといつても実際は軽井沢よりちよつと寒いだけで、水には不自由かない、北海道のことを思へば農耕はいくらでも出来る

▽…それにはまづ縣下の學生を動員して交代で一週間か十日づつくらゐ泊りこみ石で家を作つてはその周りを思ふ存分開墾させ、麦や馬鈴薯を植ゑるんだ、精神的にも健康上にもこんなよいことはあるまい、そして滞在中は教練や演習をやれば足も強くなる、たとひスタンレー山脈へ持つて行つても直ぐに間に合ふよ、一石數鳥の名案とはこのことさ、草だつて無限にある、肥料が足らない、堆肥が腐つたなどゝこせつかず、一日に數万の學生を繰り出して草を刈り、その場で堆肥にして夜中に荷車でこつちへ持つて来るのさ、さうすれば畑も自然とよくなる、それから牛を飼ふんだよ、あそこに放し飼ひにしたら手をかけずとも独りで大きくなる、山羊でもよいだらうし、緬羊を飼ひならしても面白からう、とにかく山は手を開けて人間の活用を待つてゐるんだ、それを放置してゐては申訳ない、近々のうちに縣の専門家を実地踏査に出して実行に移すつもりだ＝写真は室堂から浄土龍王を望む坂知事

図12　弥陀ヶ原開墾計画（『朝日新聞』富山版，1943年7月28日，国立国会図書館蔵）

登山者八名が遭難するという惨事が起こるが、これとても、雄山警察署は「立山登拝者に対し反省の機会を与へた神威」で「登山は心身の鍛錬を第一にし遊楽気分は微塵《みじん》もあつてはならない」という教訓に転化してしまった（『北日本新聞』一九四四年七月二九日）。

一九四五年（昭和二〇）に、戦局は最終局面を迎えるが、沖縄戦の渦中にあった四月一八日、富山県・富山市・営林署・雄山警察署・雄山神社、それに登山団体などの関係者が集り、夏の立山登山について協議した。そこでも、立山讃仰会長でもある立山村長佐伯豊邦は「従来の山を弄《もてあそ》び、山を穢《けが》すスポーツ化された登山はこの際断然排撃し、戦ふ国日本の次代を背負つて立つ青少年の心身を霊峰立山で鍛錬せしめる」と述べ、「本年の夏は戦局の推移と睨み合はせて『山開き』を行ふ事に決定した」（『北日本新聞』一九四五年四月二〇日）。

しかし、本土空襲も激化するなかで、現実的に登山の余裕もなくなる。むしろ、立山連峰の野草まで食糧として期待されるようになり（『北日本新聞』一九四五年五月二九日）、さらに本土決戦に備えて立山・黒部一帯に「山岳要塞を築かうとの与論《よろん》」も高まった（『北日本新聞』一九四五年七月五日）。

それでも七月一五日、富山県は立山の夏山開きをおこない、「国内戦場化の事態に即応し『山岳宗教』の『山伏』式錬業による心身鍛錬と皇国必勝の祈りを霊峰一万尺の絶頂雄山神社に捧げる熱誠の登拝者だけに休泊所などの便宜をはかる」という方針を示したのである（『北日本新聞』一九四五年七月一四日）。しかし、その半月後の八月二日、富山大空襲により県都富山市は一夜にしてその大半が灰燼《かいじん》に帰した。さらに八月一四日、日本はポツダム宣言を受諾し降伏、翌一五日、昭和天皇の「玉音放送」により国民にその旨を伝達、長いアジア・太平洋地域への侵略戦争は終結した。

弥陀ヶ原開墾、野草の食糧化などの計画、「山岳要塞」という発想、そして天然記念物ニホンカモシカの食用……、戦局が悪化するなかで登場したこれらの事実は、もはや、国立公園の存在そのものを否定するものであった。そして、それはまた厚生運動・健民運動の破綻をも示していた。

「健民」の証明

社会事業から厚生事業へ

厚生事業の登場

これまでの叙述では、一九三八年（昭和一三）以降、すべての国民は「厚生」の名のもとに「健全な娯楽」を強制され、「健民」という優秀な「人的資源」となるべく日々、心身の鍛錬を怠らなかったかのようである。もちろん、そうした「模範的」な国民も大勢いただろうが、その一方には、国民として同等に扱われなかったひとびと、どうしても「健民」になれないひとびと、そして「不健全な娯楽」の供給源となることで生きていたひとびとも大勢いた。こうしたひとびとは、この時代をどう生きたのであろうか。

一九三八年の厚生省設立後、社会事業関係者の間から「社会事業」という語に代えて

「厚生事業」の語を使用するべきであるとの意見が続出する。東京府社会事業協会の機関誌『社会福利』が、二二巻五号（一九三八年六月）の「巻頭言」で、「従前の社会政策、社会事業が、自由主義的個人主義観念の浅滓《（ママ）》が未だ全消するに至らぬものと見るとき、厚生事業の新らたなる出発は、我が国民全体主義の見地からして甚《はなは》だ意義深きもの」と述べているように、社会事業を厚生事業と言い換えることは、単なる名称の変更ではなく、自由主義・個人主義から全体主義への理念の転換を意味するものであった。

同じく、厚生事業の語の使用を主張する東京養育院の大久保満彦は、次のように述べる。

国民中一人の不遇なるものなからしめんとする当面の聖戦に参加することは日本国民の義務であると同時に大いなる喜びと希望となるであらう。それは、同時に従来の狭き社会事業の範囲を超えて国民全体の体位の向上のために、生産力の昂揚のために世界の指導的位置の確保のために国民と国家の当然情熱を傾けて従事すべき一大国民運動に他ならない。（大久保「戦争と厚生事業」『社会福利』二二巻六号、一九三八年七月）

すなわち、種々のハンディキャップを持つ個人を救済することを目的としていた従来の社会事業に対し、厚生事業とはハンディキャップを持った国民を「人的資源」としていかに戦争に動員できるかを求めるものなのである。まさに、「軍部がもとめる『人的資源の増強』に役立つ児童保護や医療保護あるいは国民生活の安定が期待され、それとその下ですすめられる軍事力や労働力の動員とその援護事業」が厚生事業であり、それは「『人的資源』たりえない部分の切捨てを意味し、社会福祉の圧殺」となった（池田敬正『日本社会福祉史』法律文化社、一九八六年）。

機関誌紙の改称

社会事業から厚生事業への変質は、各社会事業団体の機関誌紙の改称にも明瞭である。中央社会事業協会の『社会事業彙報』は一九四〇年（昭和一五）に『厚生の友』に、同じく『社会事業』は一九四二年に『厚生問題』に改称されるが、各府県の社会事業協会においても、一九三八年には千葉県社会事業協会の『社会事業タイムス』が『千葉県厚生時報』に、一九四〇年には富山県社会事業協会の『社会』が『厚生時報』に、東京府社会事業協会の『社会福利』が『厚生事業』に、一九四二年には京都府社会事業協会の『社会時報』が『厚生時報』に、一九四三年には大阪社会事業連盟の『社会事業研究』が『厚生事業研究』に、兵庫県社会事業協会の『兵庫県社会事業』が『兵庫県厚生事業』に、それぞれ改称されている。また、植民地などにおいても、一九四二年に台湾社会事業協会の『社会事業の友』が『厚生事業の友』となり、一九四三年に朝鮮社会事業協会の『朝鮮社会事業』が『朝鮮厚生事業』に、満州社会事業協会の

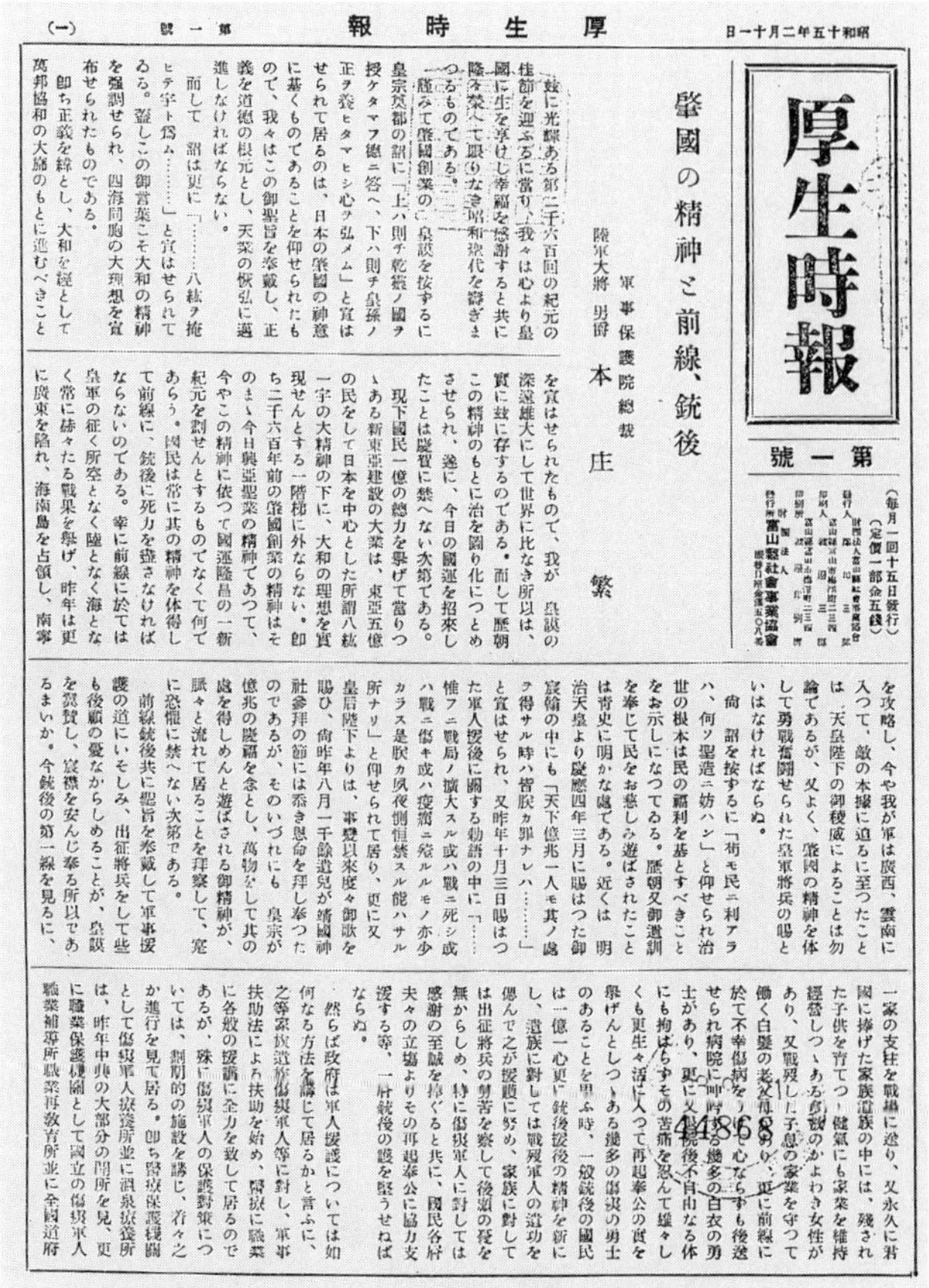
昭和十五年二月十一日　厚生時報　第一號　(一)

厚生時報

第一號

(毎月一回十五日發行)
(定價一部金五錢)

發行所 財團法人 富山縣社會事業協會

肇國の精神と前線、銃後

軍事保護院總裁
陸軍大將 男爵　本庄繁

茲に光輝ある第二千六百回の紀元の佳節を迎ふるに當り、我々は心より皇國に生を享けし幸福を感謝すると共に隆々榮へて限りなき昭和聖代を壽ぎまつるものである。

顧みて肇國創業の皇謨を按ずるに皇宗天都の詔に「上ハ則チ乾靈ノ國ヲ授ケタマフ德ニ答ヘ、下ハ則チ皇孫ノ正ヲ養ヒタマヒシ心ヲ弘メム」と宣はせられて居るのは、日本の肇國の神意に基くものであることを仰せられたもので、我々はこの御聖旨を奉戴し、正義を道德の根元とし、天業の恢弘に邁進しなければならない。

而して　詔は更に「……八紘ヲ掩ヒテ宇ト爲ム……」と宣はせられてゐる。蓋しこの御言葉こそ大和の精神を強調せられ、四海同胞の大理想を宣布せられたものである。

卽ち正義を緯とし、大和を經として萬邦協和の大旆のもとに進むべきことを宣はせられたもので、我が　皇謨の深遠雄大にして世界に比なき所以は、實に茲に存するのである。而して歴朝この精神のもとに治を圖り化につとめさせられ、遂に、今日の國運を招來したことは慶賀に禁へない次第である。

現下國民一億の總力を擧げて當りつゝある新東亞建設の大業は、東亞五億の民をして日本を中心とした所謂八紘一宇の大精神の下に、大和の理想を實現せんとする一階梯に外ならない。卽ち二千六百年前の肇國創業の精神はそのまゝ今日興亞聖業の精神であつて、今やこの精神に依つて國運隆昌の一新紀元を劃せんとするものでなくて何であらう。國民は常に其の精神を體得して前線に、銃後に死力を盡さなければならないのである。幸に前線に於ては皇軍の征く所空となく陸となく海となく常に赫々たる戰果を擧げ、昨年は更に廣東を陷れ、海南島を占領し、南寧を攻略し、今や我が軍は廣西、雲南に入つて、敵の本據に迫るに至つたことは、天皇陛下の御稜威によることは勿論であるが、又よく、肇國の精神を體して勇戰奮鬪せられた皇軍將兵の賜といはなければならぬ。

尙　詔を按ずるに「苟モ民ニ利アラハ、何ソ聖造ニ妨ハン」と仰せられ治世の根本は民の福利を基とすべきことをお示しになつてゐる。歴朝又御遺訓を奉じて民をお慈しみ遊ばされたことは靑史に明かな處である。近くは　明治天皇より慶應四年三月に賜はつた御宸翰の中にも「天下億兆一人モ其ノ處ヲ得サル時ハ皆朕カ罪ナレハ……」と宣はせられ、又昨年十月三日賜はつた軍人援護に關する勅語の中に「……惟フニ戰局ノ擴大スル或ハ戰ニ死シ或ハ戰ニ傷キ或ハ疫癘ニ殪ルルモノ亦少カラス是朕カ夙夜惻怛禁スル能ハサル所ナリ」と仰せられて居り、更に又皇后陛下よりは、事變以來度々御歌を賜ひ、尙昨年八月一千餘遺兒が靖國神社參拜の節には忝き恩命を拜し奉つたのであるが、そのいづれにも　皇宗が億兆の慶福を念とし、萬物をして其の處を得しめんと遊ばされる御精神が、脈々と流れて居ることを拜察して、寔に恐懼に禁へない次第である。

前線銃後共に聖旨を奉戴して軍事援護の道にいそしみ、出征將兵をして些も後顧の憂なからしめることが、皇謨を翼贊し、宸襟を安んじ奉る所以であるまいか。今銃後の第一線を見るに、一家の支柱を戰場に送り、又永久に君國に捧げた家族遺族の中には、殘された子供を育てつゝ健氣にも家業を維持經營しつゝある[illegible]のかよわき女性があり、又戰歿した子息の家業を守つて働く白髮の老父母あり、更に前線に於て不幸傷病を得て心ならずも後送せられ病院に呻吟する幾多の白衣の勇士があり、更に又退院後不自由なる體にも拘はらずその苦痛を忍んで雄々しくも更生々活に入つて再起奉公の實を擧げんとしつゝある幾多の傷痍の勇士のあることを思ふ時、一般銃後の國民は一億一心更に銃後援護の精神を新にし、遺族に對しては戰歿軍人の遺功を偲んで之が援護に努め、家族に對しては出征將兵の勞苦を察して後顧の憂を無からしめ、特に傷痍軍人に對しては感謝の至誠を捧ぐると共に、國民各層夫々の立場よりその再起奉公に協力支援する等、一層銃後の護を堅うせねばならぬ。

然らば政府は軍人援護については如何なる方法を講じて居るかと言ふに、之等家族遺族傷痍軍人等に對し、軍事扶助法により扶助を始め、醫療に職業に各般の援護に全力を致して居るのであるが、殊に傷痍軍人の保護對策については、劃期的の施設を講じ、着々之か進行を見て居る。卽ち醫療保護機關として傷痍軍人療養所並に溫泉療養所は、昨年中其の大部分の開所を見、更に職業保護機關として國立の傷痍軍人職業補導所職業再敎育所並に全國道府

図13　富山県社会事業協会『厚生時報』１号１面
（1940年，大阪府立中央図書館蔵）

『社会事業と社会教育』が『関東州厚生事業』に、それぞれ改称されている（社会事業史文献調査会編『社会事業雑誌目次総覧』別巻、日本図書センター、一九八八年）。

融和会から大和会へ

富山県では、『社会』が『厚生時報』と改称された一九四〇年前後、厚生事業に関係する新たな団体がふたつ結成されている。そのひとつは県社会課に事務所を置く富山県大和《たいわ》会である。一九三五年（昭和一〇）の中央融和事業協会の調査では二三三地区の被差別部落（戸数一六〇二戸・人口八一三二人）の存在が報告されている富山県では、一九二六年（大正一五）に県が主導権をとって富山県融和会を結成し、以来、融和運動、すなわち被差別部落の改善と県民の差別意識を一掃する啓発運動を進めてきたが、一九四〇年四月二四日、組織を富山県大和会に改組したのである。

当時、被差別部落のひとびとによる自主的な差別撤廃を掲げる全国水平社の運動と、行政側が主導する融和運動との統合を目指す動きが全国的に顕著になり、そのなかで、「大和会」「大和国民運動」「大和報国運動」など「大和」という語が使用されるようになっていた。富山県融和会もそうしたなかで生まれたものである。

富山県社会課嘱託の高木巴二は、「大和」とは「『八紘一宇《はっこういちう》』の大理想たる『大和共同の精神』」に由来するものであると述べている。そして、それまで、会長には県知事、副会長には県学務部長が自動的に就任していたが、改組にともない、副会長には学務部長に加えて新たに片口安太郎を選任した。片口は射水郡小杉町で味噌醬油の醸造業を営むかたわら、県内の立憲民政党の重鎮として小杉町長・富山県会議長を歴任、一方、漢詩人としても著名であった。高木は片口を「国学士」として紹介しているが、「国学士」片口の副会長就任は「八紘一宇」の建国精神に則《のっと》って融和運動を進めるという方針を象徴するものであった（高木「富山県大和会設立の由来に同志諸氏の蹶起を望む」『厚生時報』四号、一九四〇年五月）。

資源調整事業

以後、大和会は、広く県民に対し「八紘一宇」の建国精神に基づく融和促進運動を進めるとともに、県内の被差別部落住民には「満州」への農業移民を熱心に奨励していく。この年、厚生省内に事務所を置いていた中央融和事業協会は資源調整事業を開始し、被差別部落の過剰な「人口資源」と狭隘な土地資源の調整を図るという趣旨のもと、被差別部落住民の「満州」への分村移民計画を進めていた。これは、机上計算で算出された被差別部落の過剰人口を開拓農民として「満州」に移すというもので、部落を二分する大規模な計画であった。

同協会は、全国から二五地区を特別指導地区に選定し、九～一〇月、長野県下に、各指導地区の代表者を集め、「満州」移民の講習会を実施、さらに講習の最後には現地「満州」の視察もおこなった（『融和時報』一六七号、一九四〇年一〇月）。

この二五の特別指導地区のひとつに富山県の上新川郡の被差別部落が選ばれている。大和会は、さらにこの地区以外に、富山市内、上新川郡内、下新川郡内の計四地区を独自に資源調整事業の指定村とし、分村移民を奨励していった（『厚生時報』一〇号、一九四〇年一一月）。

富山県内の被差別部落は戸数一〇戸以下の小規模な地区が圧倒的に多いが、ここで指定された地区は戸数が二〇戸前後かそれ以上で、富山県では規模の大きな地区ばかりである。分村移民という以上、これは当然であろう。

なお、このようにして開始された資源調整事業であったが、戦局の悪化により「満州」移民自体が計画どおりには進んでいないという状況下で、むしろ、その補充が被差別部落に求められたというのが現実であり、実際に資源調整事業として「満州」に分村移民したのは、熊本県の一地区のみで、富山県では実行にまでは移されなかった。一九四一年（昭和一六）に中央融和事業協会から改組された同和奉公会が編纂した『同和事業年鑑』一九四一年版によれば、一九四〇年度の富山県の被差別部落からの「満州移民」は、農業移民四名、満蒙開拓青少年義勇軍五名、その他二名と報告されている。これらは個人的な「満州」移民であり、資源調整事業による計画的な分村移民ではない。

資源調整事業は、「満州」に渡れば差別と貧困から解放されると喧伝し、被差別部落のひとびとを「満州」侵略の捨石に動員した棄民政策である。社会事業が厚生事業へと変容するなかで、このような棄民政策が企てられたのである。

協和会の設立

さて、新たな団体のふたつめは、一九三九年（昭和一四）一一月一七日に結成された富山県協和会である。これは同年六月に結成された中央協和会の富山版であり、県社会課内に事務所を置き、「内地在住朝鮮人の生活の安定を図り、その内地生活への融合同化を期する」ことを目的としていた。会長は知事、副会長は県学務部長と県警察部長、常任理事に県学務課長と県特高課長、評議員には県下各警察署長を配したこの組織は、県下在住の朝鮮人への「皇民」化政策の推進役を果たしていく。

富山県では、一九三六年から開始された黒部第三発電所建設工事に大勢の朝鮮人労働者が働いていたが、一九三八年八月にはダイナマイトの爆発事故で六名が、一二月には宿舎が雪崩に襲われ少なくとも三九名が犠牲になるなど、朝鮮人労働者の事故が相次いでいた。関係者の間では「朝鮮人労働者がいなければ、黒三ダムは完成しなかっただろう」とまで

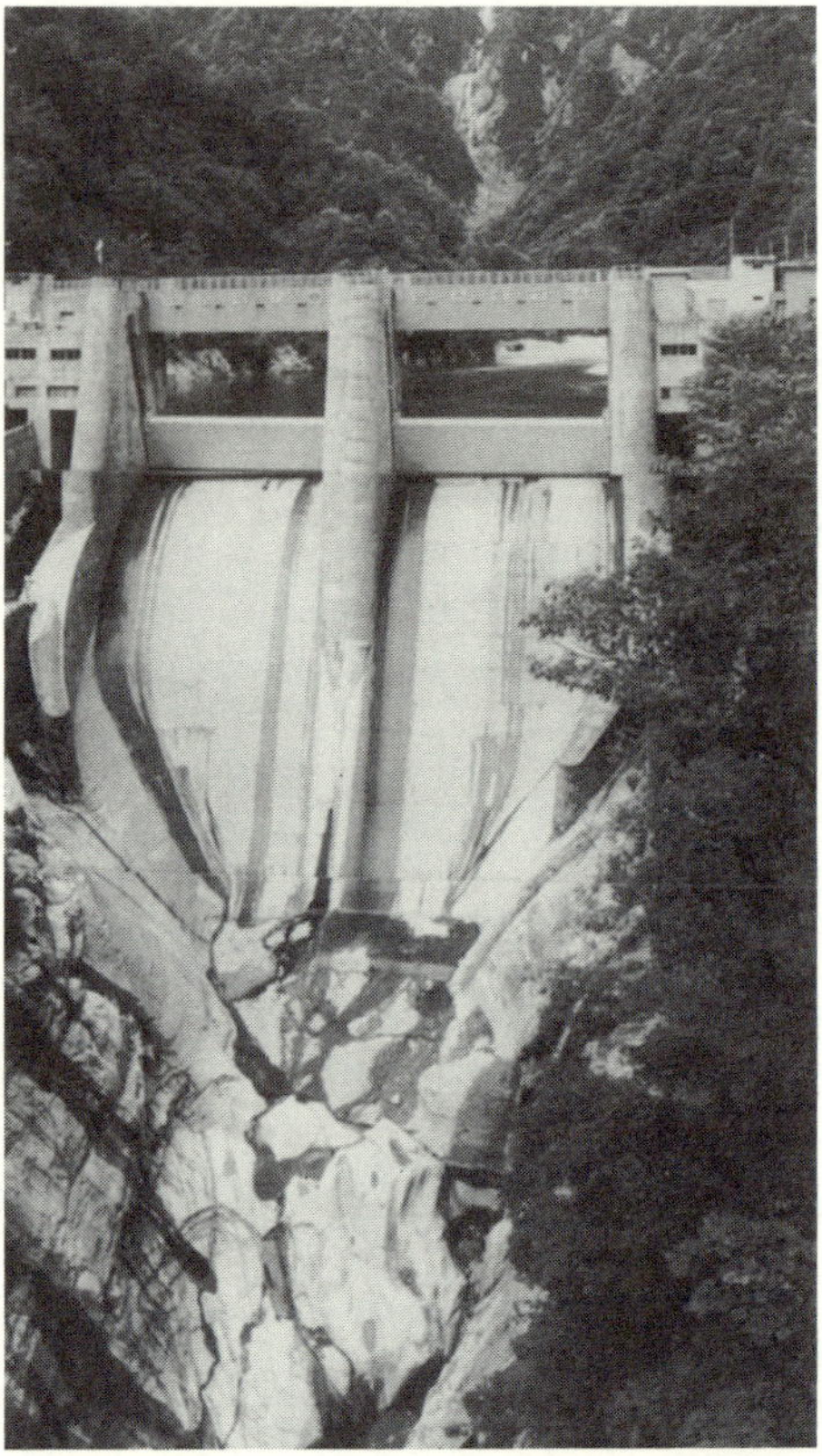
図14　黒部第三発電所（内田すえの・此川純子・堀江節子『黒部・底方の声―黒三ダムと朝鮮人―』桂書房，1992年）

言われているという。

黒部第三発電所建設工事のみならず、県内には多くの朝鮮人労働者が生活していた。富山県協和会は、こうした朝鮮人労働者の管理・統制をおこなうのであり、その活動は、軍事教練、飯場労働者への会員証交付、創氏改名・神社参拝などの「皇民」化政策、職業転業・勤労奉仕・国防献金などの戦時協力、生活改善・隣保事業・衛生改善などの教育・教化、日本への渡航管理などであった（内田すえの・此川純子・堀江節子『黒部・底方《そこい》の声—黒三ダムと朝鮮人—』桂書房、一九九二年）。『厚生時報』一号（一九四〇年二月）は、県特高課・社会課との懇談会に出席した「半島同胞は何れも欣喜本会の趣旨に賛同」したと伝えるが、前年に黒部第三発電所工事の大事故があったことを考えると、県当局にとり富山県協和会の結成はタイムリーであったと言える。

いや、むしろ、大事故があったからこそ、富山県協和会の結成が急がれたとも考えられる。なぜならば、中央協和会が設立された一九三九年六月段階で、すでに一道三二府県に地方協和会（名称は協和会ではなくても）が結成されていたからである（朴慶植「解説」朴編『朝鮮問題資料叢書』四巻、アジア問題研究所、一九八二年）。全国的には、富山県では協和会結成に見られる在日朝鮮人への「皇民」化政策が立ち遅れていたのであり、中央協和会設立後に急遽、協和会を結成したことになる。結成を急いだ一因にこの大事故があったのではないだろうか。富山県協和会は、一九四〇年三月、一気に富山市をはじめ県下二二市町村に支部を結成している（『協和事業』二巻五号、一九四〇年六月、朴編『朝鮮問題資料叢書』四巻所収）。

「皇民」の強制

富山県協和会は一九四〇年（昭和一五）一〇月には、富山市と高岡市の二ヵ所で、「心身両面の鍛錬を施し、新体制下に於て明確なる日本精神を体得せしめ、以て速かに皇国臣民としての資質を錬成」するべく協和事業中堅人物養成講習会を開催している（『厚生時報』九号、一九四〇年一〇月）。

こうした協和会の講習会に選抜されて参加したある会員は、「皇民」化政策について、次のような感想を述べている。

最も感銘を受けたる事は国歌の合唱であります。勿論其《そ》の意味は深遠にして容易に解する事は出来ませんが、其の音律等何となく感激に堪へません。本年から尋常一年に入学した長女が偶々《たまたま》自宅で歌つて居るのを聞いた時は夫《そ》れ程《ほど》までも感じなかつたが今回の講習中に之《これ》を歌つて非常に感じ爾来《じらい》自宅で長女と共に合唱し愚妻も常会に出て国歌を合唱する事があるから教へて居る次第であります。

君が代に感銘を覚えなかった男が、講習会に出てからは深く感激するようになり、妻にも教えるまでになる。講習会は、さらに生活様式の日本人化も要求する。

食事の作法を教へられたが、我々半島人が内地人に同化して行くには生活の様式に注意する事が大切でありますから、半島人の習慣である片膝を立て、食事する事は不衛生であり又不体裁であるから講習を受けてからは、坐つて食事をすることに実行させて居ります。斯様《かよう》な講習会は半年に一度以上開いて頂きたいと思ひます。

では、この講習会とはどのような内容のものであったか。かれはその雰囲気を次のように伝えている。

厳格な日課により煙草を飲む余暇も与へられぬ様講習会で非常に窮屈に感じたが、自己修養の又となき機会と思ひ受講者二三不真面目のものもあつたが、私は終始一生懸命に受講した積りである。御飯の食べ方、礼拝の仕方其《そ》の他何一つ感銘せぬものはなかつたが我々半島人と内地人との関係は昔に遡ると一つであつたものであると云ふ御話等はほんとに嬉しかつた。今度の支那事変の如きは単なる武力戦、経済戦に過ぎないが将来は民族戦に迄発展すると申されたが、我々も日本国民として一生懸命心掛けねばならないことを深く感ずる処があつた（『協和事業』三巻二号、一九四一年二月）。

講習会により、かれもまた、「皇民」としての自覚を植え付けられたのである。そして一九四一年から富山県内の軍需工場や鉱山への朝鮮人の強制連行が本格化していく（前掲『黒部・底方の声』）。

以上、富山県を事例に、社会事業が厚生事業となるなかでの、内容の変化を見てきた。

そこに一貫するのは被差別者というハンディキャップを背負ったひとびとにも「平等」となる可能性を示唆し、それをとおして「人的資源」の一翼として統制するという方針であった。

病者と「健民」

このように厚生事業が推進されるなかで、どうしても「人的資源」にはなり得ないとみなされたひとびともいた。精神障害者・知的障害者、あるいはハンセン病者がそうであった。こうしたひとびとは、その存在そのものが「非国民」とされた。

隔離の島

岡山県邑久《おく》郡に長島という名の小島がある。瀬戸内に浮かぶこの小島は隔離の島であった。ここには長島愛生園と邑久光明園というふたつのハンセン病者に対する国立の隔離施設がある。

一九〇七年（明治四〇）に公布された法律「癩《らい》予防に関する件」により、癩患者、すなわちハンセン病者に対する国策としての隔離政策が開始される。当初は、巷間を放浪し、神社仏閣の門前で物乞いする病者を主たる隔離対象としていた。

しかし、一九三一年（昭和六）に癩予防法と改められた段階から、すべてのハンセン病者が隔離の対象となった。本来、微弱な発症力しかないハンセン病に対しては、隔離は必要ではなかったにもかかわらず、国家はその発症力を誇大に宣伝し、隔離を正当化した。

そうした隔離国策の推進者が、長島愛生園の園長光田健輔《みつだけんすけ》であった。光田は、東京にある全生病院の院長時代から、隔離のみならずハンセン病者への断種をおこなっていた。最初の断種手術は一九一五年（大正四）のことである。当時はまだ、断種は医療行為と認められてはいない。光田の行為は違法そのものであった。

最初の「厚生省の新設」の章で述べたように、一九四〇年（昭和一五）になり、国民優生法が公布され、ようやく断種は医療行為として認められたが、その対象は遺伝とみなされた疾病であり、感染症であるハンセン病は対象外となる。しかし、法の拡大解釈によりハンセン病患者への断種は続行された。隔離と断種により、ハンセン病患者とその子孫の撲滅を国家は執拗に追い求めたのである。

では、なぜ、国家は、それほどまでにハンセン病者の撲滅を願ったのだろうか。それは、

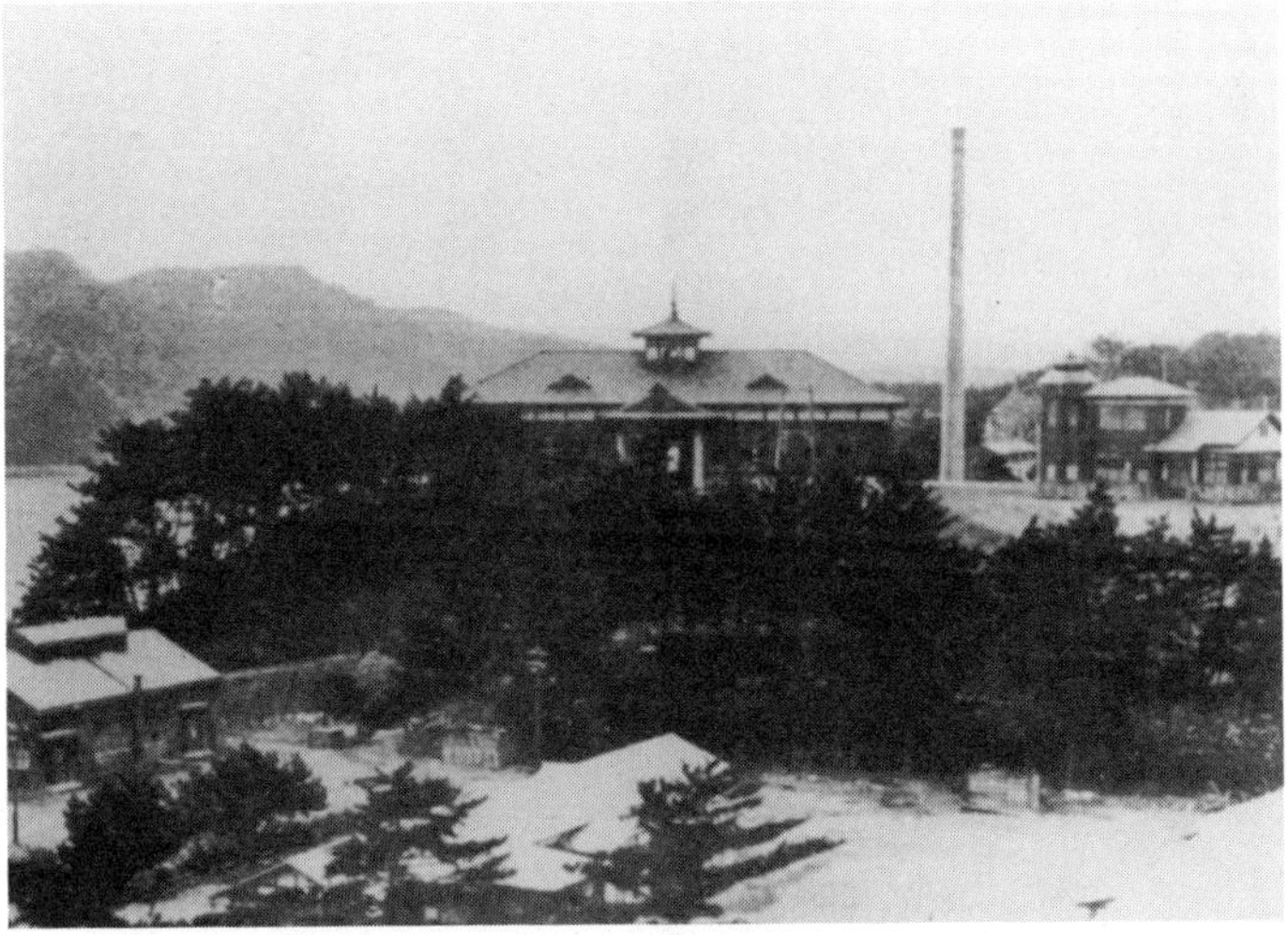

図15　長島愛生園（長島愛生園入園者自治会『隔絶の里程―長島愛生園入園者五十年史―』日本文教出版，1982年）

ハンセン病には当時、完治させる治療薬がないとされたこと、そしてハンセン病は神経を侵して身体に大きな変形・障害をもたらすため、優生学的視点からその蔓延は国民の体力を低下させると考えられたこと、ハンセン病者は欧米の「先進国」では極めて少なく、アジア・アフリカに多いことから、病者の存在は「先進国」を自負する日本国家にとり「国辱」であると受けとめられたことなどによる。病者を隔離施設に追い込み、その死を待つこと、それこそが国家が進めたハンセン病対策のすべてであった。

そして、その政策の非人道性をカム

フラージュしたのが、皇室の「仁慈」である。一九三二年一一月一〇日、貞明皇后が「癩患者を慰めて」と題し、「つれづれの友となりても慰めよ　行くことかたきわれにかはりて」という歌を詠む。患者は、皇后の「仁慈」に報いるためにも隔離に応じるべきだとされ、隔離強制に拍車がかけられた（藤野豊『日本ファシズムと医療』岩波書店、一九九三年）。

長島愛生園は、光田健輔を園長に戴くことにより、隔離・断種、そして皇室の「仁慈」というハンセン病国策の象徴となる施設であった。この隔離の島にも戦争の影響は及ぶ。

長島愛生園の事務官宮川量が、茨城県東茨城郡下中妻村内原にある満蒙開拓青少年義勇軍訓練所（通称「内原訓練所」）を訪れたのは、一九四二年（昭和一七）五月一四日のことであった。

「内原精神」とハンセン病

そもそも、内原訓練所は、「満州」移民の国策に基づき数え年一六〜一九歳の少年三万人を満蒙開拓青少年義勇軍として「満州」に送ろうという方針で一九三九年一月に設けられたもので、その母体となったのは、農業教育家加藤完治が経営する日本国民高等学校と農業修錬道場であった。内原訓練所は日本国民高等学校に隣接して設置されていた。

満蒙開拓青少年義勇軍に応募した少年たちは、ここで三ヵ月間、「満州」開拓の精神と農業技術とを学び、「満州」に渡った。徴兵以前の年齢である少年たちの、一日も早く国家のために役立ちたいという思いが巧みに利用されていたのである。

内原訓練所の組織は、すべて軍隊式であった。入所者は「日輪兵舎」と呼ばれる円形の家屋で集団生活をおこなうが、この「日輪兵舎」は太陽を意味し、天照大神《あまてらすおおみかみ》を祖とする皇室をいただく日本人のありがたさを象徴していた。入所者は、粗衣粗食を強いられ、日夜訓練に励んだという（上竹笙一郎『満蒙開拓青少年義勇軍』中公新書、一九七三年）。

さて、それでは、なぜハンセン病者隔離施設の職員が内原訓練所などに出向いたのだろう。このときの宮川の「復命書」がその疑問に答えてくれる。この「復命書」は、愛生園の入所者としてハンセン病者の人権回復のためにたたかい続けた島田等氏により大切に保存され、散逸を免れたものである。島田氏の死後も愛生園の『愛生』編集部に保管されている。

宮川は「復命書」のなかで、内原訓練所訪問の目的について「近時弛緩せんとする入園者の精神の振興を計る上に於て（ママ）加藤完治先生の主宰せる所謂《いわゆる》内ヶ原（ママ）精神及其《およびそ》の組織をどの程度まで取り入るべきかを研討せん為《ため》」と説明している。

では、その「内原精神」とは何か。宮川は次のように理解する。

内ヶ原精神なるものは従来の農業が自由主義思想に基調を置くことに対し真向より反撃し鍬を振ふことによりて天祖の宏謨《こうぼ》に翼賛し奉るのであるといふ。日本精神に深《（ママ）》く掘り下げ従来の誤れる　向《（ママ）》利主義の農業を叩き直さんとするものである。従つて勤労を煩ふ思想は之を愛好する思想となり困苦欠乏はむしろ之を喜ぶ勇猛心を生ずることゝなるのでこれは従来社会　並《ならび》に自由主義に流されんとする療養所の諸作業にも深く考ふべきものあり。

宮川は、戦争の拡大・長期化により、愛生園の医療・生活条件が悪化するなかで、困苦欠乏をむしろ喜びとする「内原精神」を愛生園にも導入しようと考える。そして、宮川は、愛生園の職員に内原式の訓練が必要であると述べたあと、「入園者少年の教育」についても言及する。

内ヶ原に於ては十六才より十九才迄の少年（別に婦女子等をも教育せるところあり）を専ら訓練の対象とせり。園内に於ても大人の教育よりも青少年の教育が大切である。これ等の少年に対し徹底せる訓練を施し将来の愛生園を背負ふべき者を養成すべきである。光田院長の御指導に依り広畑指導員が青少年の一団を教育せる結果農業の勃興を見たり。之等《これら》青少年はたゞに本園の将来に於て重要なるのみならず東亜の癩の戡定《かんてい》に於ても必ずや一役を果すものたることを疑はず。

宮川は、内原の軍隊式教育を愛生園の青少年入所者の教育に導入しようと言う。しかし、対象となるのは病者である。病者に軍隊式教育というのは過酷ではないか。これに対し宮川は「内ヶ原に於てはすべて軍隊式にきびきびと訓練をなし居れり。本園に於てもし同様の青少年を訓練せんとするには病人とはいへある程度までは軍隊式を採用すべきである」と意に介さなかった。

「救癩挺身隊」構想

宮川の内原訓練所訪問と前後して、愛生園医官の早田皓は、日本が占領するか、しようとしているフィリピン、東インド諸島、ビルマ、マレーには約二〇万人のハンセン病者がいるとして、その病者救済のため次のような「救癩挺身隊」構想を提唱した。

> 全国の軽症患者の動員である。内地に一万五千、朝鮮に同数、其の一割を軽症者としても三千はある。二十万人の隔離所建設のために二十ヶ所に療養所を開設するとすれば一ヶ所百五十名は割当てられる。之等の人々に対して特種の教育を行ふ、簡単な医学、熱帯地に於ける農耕、簡単な機械工学等々、開設に当っての必要なる知識、殊に個人主義を排撃した精神的猛訓練が本源でなければならぬ。熱帯の悪気候と闘ひ乍《なが》ら

の患者への献身は殊に病者である限りは必然的に種々なる障碍《しようがい》の殺到することは想像するに難くない。此の試練に耐へ得る精神力の保有者であること丈《だけ》は絶対の必要条件である。

この「個人主義を排撃した精神的猛訓練」とは、内原訓練所のそれを指すのではないか。内原訓練所の開拓精神の教育や軍隊式の訓練は「救癩挺身隊」の趣旨に当てはまるのである。早田は、皇室の「仁慈」を持ち出し、「日の本の癩者達は、御恵を遠く救はれざる民《たみ》草《くさ》に及ぼすべき大使命を負はされて居る。救癩挺身隊の出現之《これ》こそ日の本の癩者に生まれた幸を体得する日でなくて何であらう」と、入所者を扇動した（早田「誰が東亜の癩を戡定するか」『愛生』一二巻四号、一九四二年四月）。

病者を東南アジアに動員し、現地の病者の看護をおこなわせ、それにより予測される病気の進行などの「障碍」は精神力で克服せよという発想を現場の医師が唱えている。この発想は、日本のハンセン病者を東南アジアに棄民することでもあった。

早田が、「救癩挺身隊」構想を発表した『愛生』という雑誌は、愛生園の入所者と職員とで構成する患者慰安会が発行するものであるが、同誌は一三巻一号（一九四三年一月）で「大東亜戦争と救癩問題」という特集を組む。そこでは、台湾総督府総務長官・朝日新聞社副社長などを歴任した貴族院議員下村宏（海南）も「軽患者の一部をして南方救護のため進出せしめよ」と題して、入所者に次のように訴えた。

現に収容されてゐる数多い中から軽症な患者の南方救癩に進出する事が考へられる。今日は万人あげて平時の何倍と奉公に活動せねばならぬ時である。恐らく患者の諸君は、奉公の道に恵まれず、気づらく傷心して居られた事と思ふ。何百何千の人が南方へ出かけたならば、建築資材欠乏の折からそのあとへ未収容患者を収容できるから便宜であるなどといふそんなケチな考へからでない。恐らく未収容の多くは軽症ではないかと思ふ。共に共に南方に進出し、同病相憐む大慈悲心の流露により、二百万の不幸なる癩者の心からの救ひの友とならねばならぬ。

この下村の主張も早田の「救癩挺身隊」構想と同様であり、病気と隔離政策のため、国家の戦争に「奉公」できないでいるハンセン病者に、「奉公」の場を提供しようというのであった。さらに、この特集では、宮川量も下村の主張に賛同し、「大東亜救癩進軍譜」と題して、日本国内と朝鮮・台湾にある一三のハンセン病者隔離施設のそれぞれが一ヵ所を担当することにして、「大東亜」各地に隔離施設を建設するという具体案を提示していた。

「救癩挺身隊」構想への共鳴は、入所者のなかからも起こる。鹿児島県にある国立隔離施設星塚敬愛園の入所者南幸男は、『愛生』一三巻三号（一九四三年三月）に「南方救癩に処する我等病者の心構へ」という論稿を寄せ、「軽症患者の技術的錬成が先決問題であると思ふ、決戦下、人的資源の欠乏を来して居る今日、療養所の職員の補充は或る程度軽症患者を以てこれに当てるべき体制が絶対に必要である」と述べ、以下の具体策を提示した。

一、軽症患者の一部に、それ相当の医学教育を施して、看護士、看護婦を養成し、これらをして職員部隊に積極的に協力せしめること。

二、事務員の欠員を補充する対策として、現在職員が取扱つて居る事務及び労務の一部を入園者に分担せしめること。

三、生産増強の国策の線に副《そ》ふべく、各地方に於けるそれぞれ特色のある生産的事業を振作し、その製品は完全消毒の上園外に出荷すること。

四、各療養所に於ける中幹青少年の団体的錬成の強化促進及び南方語の研究。

五、南方諸民族の民情研究及び地方風土の研究会等の設置。

入所者の側からの「救癩挺身隊」への積極的参加論である。「嗚呼《ああ》！　彼の日、南方救癩の熱意と信念に燃えた開拓挺身隊を満載した癩輸送船が、御歌をかゝげて世紀の海を！堂々と渡る栄光のその日は決して痴人の夢ではなく、現実に然《しか》も近き将来に必ず来るべき光栄の日である。然り断じて来らしめねばなりません」。南は、「救癩挺身隊」の実現を夢見ていた。

「救癩挺身隊」構想は構想に終わった。しかし、その発想は満蒙開拓青少年義勇軍と同じであった。隔離のなかで、国家の役に立ちたいと焦慮するハンセン病者の思いを南方占領地の住民宣撫策に動員するものにほかならなかった。「救癩挺身隊」は、ハンセン病者に対し、病者であっても精神は「健民」であることを証明させようとするものである。光田健輔は、戦局が悪化し、「救癩挺身隊」構想が不可能になっても、次のように愛生園の入所者に「健民」であることを求め続けていた。

一億国民はあらゆる角度より生産の増強戦力の拡充に総蹶起《けっき》を必要とする、殊《こと》に我等は健民健兵の重要点として癩療養所拡充の費用が今年の予算に計上せられた事は恐懼《きょうく》感激に堪へない所である。（中略）最後一人迄徹底的離隔（ママ）の必要がある。癩菌の如き病原菌を日本から無くする事は日本国民の忘るか可らざる健民健兵の上に重要問題である。（光田「大東亜憲章と健民健兵」『愛生』一四巻一号、一九四四年一月）

ハンセン病者は隔離に応じることにより、「健民健兵」という国策に参加できるということである。

日本のアウシュビッツ

では、隔離に不服を唱えたり、隔離施設の秩序に反し「健民」たり得ないと施設当局からみなされた病者はどう処遇されたのか。癩予防法には、施設内の秩序を保つために懲戒規定が明記され、所長の判断で原則として三〇日以内、ただし延長して二ヵ月までの入所者に対する監禁が認められ、そのため、各隔離施設には監禁室が設置されていた。懲戒はきわめて恣意的におこなわれ、賭博・逃走などのほか、単に職員に反抗的であるというだけで監禁されることもあった。

群馬県の草津温泉のはずれ、標高一〇〇〇メートルの高原にハンセン病者の国立隔離施設栗生楽泉園がある。この一角に、入所者も知らないうちに奇妙な建物が建設された。五重の鉄扉を持つコンクリート造りの異様な物体は「特別病室」と呼ばれた。これは、全国の各施設の監禁室では対応できない入所者を送致し、監禁する施設であった。完成したのは一九三八年（昭和一三）一二月、光田健輔ら各隔離施設の所長の要求により設置されたもので、その費用は三井財閥の三井報恩会が醸出した。内部は八房からなり、暖房設備などはなく、「特別病室」などといっても、実態は監獄そのものであった。

ここには、廃止される一九四七年（昭和二二）までの間に九二名が送致されている。そのうち、三〇日以内の監禁は一五名、二ヵ月以内の監禁までをふくめても三三名で、六一〜一〇〇日監禁された者は一四名、一〇一日以上監禁された者は四三名に達する。これらのケースは明らかに違法である。「特別病室」を管理していた職員は、三〇日が経過すると、一度、監房から出し、散髪などをしたのち、再び監禁したという。これを繰り返せば、何年でも監禁できることになる。

冬期は雪で腰まで埋まる山中で、暖房設備もない牢獄に何ヵ月も監禁されれば、どうなるか。九二名中、二二名が監房内で、あるいは出房後間もなく死亡している。死因は凍死・衰弱死・自殺であった。これは、明らかに虐殺である。また、送致された理由であるが、職員への反抗によるという者が八名もいる。明らかに、恣意的に送致されていたのであり、反抗的態度への「見せしめ」ともされていた（栗生楽泉園患者自治会編『風雪の紋』一九八二年）。

当時、栗生楽泉園の入所者として、「特別病室」に監禁されたひとびとの世話をし、その非業の死を見届けた高田孝は、この「特別病室」を「日本のアウシュビッツ」と告発する（高田『日本のアウシュビッツ』ハンセン病国賠訴訟原告団〈草津〉・同支援する会〈草津〉、一九九九年)。隔離されたハンセン病者は、「特別病室」の恐怖のもと、隔離を甘受することにより、「健民」の心を持つことを証明せざるを得なかったのである。

娼婦と「健民」

花街報国

　さて、厚生運動は「健全な娯楽」を強制した。それに対する「不健全な娯楽」の極致は売買春であろう。売買春は単なる不道徳や浪費ということだけではなく、性病に感染するということで、民族衛生＝優生学の立場から国民体力の低下の原因として非難された。当時、性病が「花柳病《かりゅうびょう》」と呼ばれたことは、そうした認識を象徴する。そして、娼婦は、性病の感染源と決めつけられていた。

　しかし、その一方では、公娼《こうしょう》制度が現存し、国家が売買春を公認するという事実もあった。すなわち、国家は許可をした売買春には保護と統制を加えつつ、それを「不健全な娯楽」として排除もしたのである。「厚生」「健民」が叫ばれる時代、そのどちらにも反する娼婦はどのように生きたのだろうか。

ひとくちに娼婦といっても、警察から公認された公娼（娼妓）、警察から黙認されている集娼地域の私娼、そして、非合法として取り締まられた街娼、売春の可能性があるとされ取り締まりの対象となっていた芸妓《げいぎ》・酌婦《しやくふ》・カフェー従業員など、さまざまな形態がある。まず、芸妓の場合から見ていこう。

大阪市東成区の今里新地が芸妓居住地として大阪府から認可されたのは一九二七年（昭和二）のことである。料理屋・芸妓置屋が建設され、一九二九年の暮れから営業を開始した。この新興の歓楽地にも時局の影響は及んできていた。すでに、一九三三年三月には、同地の女将・芸妓・仲居らにより国防婦人会今里新地分会が結成されていたが、国防婦人会にとり「花街としての分会結成はこれが最初」であったという。

こうした今里新地では芸妓組合が中心となり、日中戦争突入後、「花街報国」を掲げて銃後運動を開始していた。芸妓たちは、国防献金や慰問袋作成に参加するだけではなく、時局民謡を創作したり、陸軍病院を慰問している。また、ラジオ体操や運動競技会・ハイキングの実施、市民体育大会への参加などにより、積極的に国民体位の向上にも取り組んでいる。「不健全な娯楽」というレッテルを芸妓自身の手により剝がそうと努めている。

さらに今里新地保健組合も組織され、一九四〇年五月には保健組合診療所も開所された（今里新地組合編『今里新地十年史』一九四〇年）。芸妓自身が自主的に性病を予防し治療する、それをとおして芸妓は性病の感染源などという汚名を返上し、「健民」への道を求めたのである。

玉の井の夜

一九四〇年（昭和一五）八月二一日、永井荷風《かふう》は、その日記に次のように記している。

夜玉の井を歩む。例年なれば今宵《こよい》の如き溽暑《じょくしょ》の折にはひやかしの雑沓《ざっとう》すること甚だしきが常なるに、今年七月頃より其筋の取締きびしく殊に昨今連夜の如く臨検あるが為、路地の中寂寞《じゃくまく》人影少し。されど遊客は拾円弐拾円位つかふもの多く、商売は以前の数こなしよりも楽にて収入も多き由。女のはなしなり。

また、九月二八日にも、荷風は次のように書いている。

燈刻漫歩。池の端揚出しに夕飯を喫し浅草を過ぎて玉の井に至る。数年来心やすき家あれば立寄りて景気を問ふに昼すぎの商売は差止めになりたれど、夜になりてより客の金づかひ荒くなりたれば今のところさして困りもせず。抱の女は二人とも既に年あけなれどこの商売が好きで止められぬとて客あつかひよき故、馴染の客多く収入も従

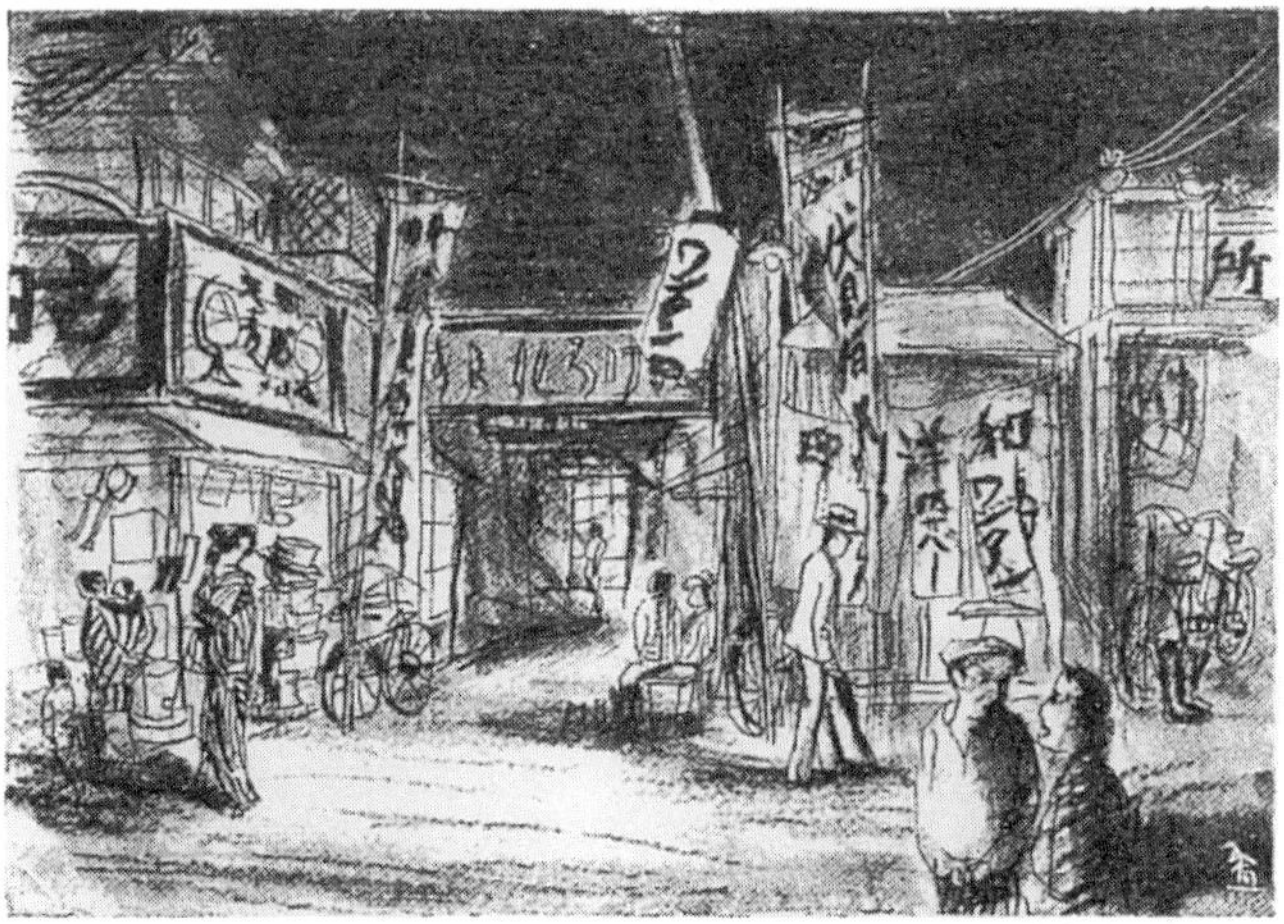

図16　木村荘八「玉の井のスケッチ」（木村千畝夫氏蔵，永井荷風『濹東綺譚』岩波文庫より）

って毎日平均して行く有様なりと言へり。（『断腸亭日乗』五巻、岩波書店、一九八一年）

東京の玉の井は、有名な私娼の街である。荷風もこの三年前には玉の井を舞台とした『濹東《ぼくとう》綺譚《きだん》』を著している。日記からは、戦争が長期化し、警察の取り締まりが強化されるなかでも、玉の井が相変わらず賑わっていることがわかる。荷風は、対米・英戦争突入直後の一九四一年一二月一二日にも玉の井を訪れているが、やはり、「客足平日に異らず」と日記に記している（『断腸亭日乗』五巻）。戦争が激化しても、遊興の街は繁盛していた。

たしかに日中戦争勃発直後は、買春客は減少したという。一九三七年一〇月二一日付『横浜貿易新報』は、異国情緒のある私娼街として知られた横浜の本牧チャブ屋街では「一流どころで三四割方二三流どころで六七割方の大減収」と伝え、その原因は「時節柄一般民衆の精神が異状に緊張し浮華軽兆を憎しみ遊興、宴会等を差控へる者が多くなつた為」と説明している。しかし、戦争による軍需産業の好景気は、再び、買春客を呼び戻していたのである。

性病の大進撃

公娼制度とは、警視庁、および庁府県警察部から許可された遊廓の地域内で、許可された貸座敷業者が、やはり許可された娼妓を雇って売春をさせるもので、娼妓は一九〇〇年（明治三三）に制定された娼妓取締規則により、性病検診と治療が義務付けられていた。

これに対し、私娼や芸妓・酌婦・カフェー従業員などは、一九二七年（昭和二）に制定された花柳病予防法により性病治療が義務付けられていた。同法には、私娼などは「業態上花柳病伝播の虞《おそれ》ある者」と明記されていたが、花柳病予防法は、性病の検診と治療を遂行すれば、公娼以外の売春も黙認されるということをも意味し、前述した大阪の今里でもそうであったが、玉の井でも保健組合をつくり、性病予防に協力するという姿勢を示していた。

また、日本基督教婦人矯風会・救世軍・廓清会などの廃娼運動も、国家が売買春を許可している公娼制度に対しては「国辱」としてその廃止を求めるものの、私娼の廃止までは言及していなかった。

厚生省が生まれて間もない、一九三八年三月、帝国議会に花柳病予防法の改正を求めるふたつの請願書が提出されている。ひとつは日本性病予防協会によるもの、もうひとつは日本基督教婦人矯風会や日本女医会・婦選獲得同盟などで構成する日本婦人団体連盟のもので、両者に共通するのは、日中戦争に動員された将兵が中国で性病に感染、帰国後、それを日本国内に蔓延《まんえん》させることを憂慮して、花柳病予防法の対象を私娼のみならず、全国民に拡大せよという点であった。

同じく五月二五日、内務省で開かれた警察部長会議の際、厚相木戸幸一は、「事変に伴ひ結核並花柳病の急増すべき傾向あるに徴し之が予防施設の拡充に最善を竭《つく》し」と訓示している（『日本公衆保健協会雑誌』一四巻七号、一九三八年七月）。請願書の憂慮は厚生省の憂慮でもあった。

しかし、性病蔓延には、中国戦線の将兵の帰還だけではなく、荷風の日記に見るような軍需産業の好景気による遊興地の繁盛も大きく影響することが予想された。予想だけではない。現実に、京浜工業地帯を抱える神奈川県では、以下のような「性病の大進撃」と報じられる事態に直面したのである。

県健康保険課の調査に依る県下の花柳病蔓延状態は極めて著しく殊《こと》に之《これ》を工場労働者に就《つい》て見ると其《その》罹患率は全国平均の約二倍に当つて居り而《しか》も大多数は川崎、鶴見、神奈川等の殷賑《いんしん》軍需工場労働者である。而して年々漸増の傾向あり。一年間新患者発生数は約四〇〇〇人に達して居るので県健康保険課では昨年中之が撲滅に種々の施設をなし来《きた》つたが、其一つとして梅毒反応血液検査の結果検査人員の約一割以上が有毒者であることが判明した。就中《なかんずく》某々工場の如きは約三割もが有毒者であつたので斯《かか》る憂慮すべき状態を看過することは出来ぬので国民体位向上、人的資源拡充の見地から今年も引き続き之が施設の実践を強化することになり一ヶ年の新患者約四千人につき個々面接し治療、撲滅への具体的指導をなすと共に之が可及的早期発見に努め徹底的治療を施さしむるため調査をなすことになつた。（『横浜貿易新報』一九三九年五月五日）

厚生運動が「健全な娯楽」を掲げたのも、こうした「不健全な娯楽」が流行していたからにほかならない。

性病予防と廃娼

では、こうした事態に対し、どうすればよいか。ひとつは、花柳病予防法を改正強化すること、もうひとつは公娼・私娼を問わず、売買春の場に対する規制を強化することである。戦争は、廃娼の好機ともなった。

廃娼、すなわち公娼制度の廃止は、一八九三年（明治二六）の群馬県を最初に、一九三〇年（昭和五）に埼玉県、一九三三年に秋田県、一九三四年には青森県・長崎県で実施されていた。しかし、廃娼といっても、公娼の許可を取り消すだけで、貸座敷業者は料理屋に、娼妓は芸妓に呼称を変えて従来どおりの売春を継続し、性病予防に協力する限り、警察はそれを黙認した。すなわち、公娼制度を形式的に廃止し、公娼が私娼となっただけ、公認が黙認となっただけである。廃娼運動の側も国家が売春を公許するという形態を問題にしていたのであるから、この形式的な廃娼で満足した。

日中戦争突入後、廃娼は一気に加速する。一九三八年に富山県、一九三九年に三重県・宮崎県、一九四〇年には愛媛・香川・徳島・茨城・鳥取の各県、一九四一年に石川県、一九四三年には和歌山県で廃娼が実施された。以下、いくつかの事例について、廃娼の実態を見ていこう。

富山県の廃娼

まず、富山県の場合をみてみよう。富山県では、一九一九年（大正八）七月に日本基督教婦人矯風会富山県支部が結成されて以来、廃娼運動が活発となり、一九二五年には、支部長の星かつゑを中心に県会に公娼制度の制限を求める請願書を、一九二七年（昭和二）には、かつゑの夫で廓清会富山支部長の星台三が代表となり県会に公娼制度廃止の請願書を、それぞれ提出している（稲田伸子「売娼と廃娼運動」高井進編『富山県女性史』桂書房、一九八八年）。

しかし、星かつゑや台三の努力にもかかわらず、富山県の廃娼は実行されない。ところが、一九三七年一〇月、富山県は廃娼の方針を決定、その理由として「いかに国民精神作興だ、無駄排除だと叫んでも絃歌さんざめく紅灯の家がいたるところに公許されてゐたのではあたかも枝を切つて根を育てゝゐるやうなものだ」という判断が指摘された（『大阪朝日新聞』富山版、一九三七年一〇月三一日）。そして、この県の方針を受けて、一二月一四日、県会は次のような「公娼制度廃止に関する建議案」を満場一致で可決した。

公娼制度は封建の遺風にして人道上、風紀上、並《ならびに》衛生上より見るも将又《はたまた》国際上より見るも有害無益の悪制度にして之《これ》か廃止は輿論《よろん》の大勢なるも因襲《いんしゅう》の久しき時期尚早の名の下に未た之か実現を見さるは甚《はなは》た遺憾に堪へず社会の進運と現下時局の重大性

人肉の市へ凱歌

明春から公娼を全廢

―その代り花柳病を根絶―

本縣は全國で三番目

全國三番目で本縣にも公娼廢止の明朗時代＝現在縣下の公娼數は百七十五名でその大部分は富山市東新地、伏木町玉川廓、新湊町神樂遊廓の三廓で占めてゐるがこれ等娼妓を抱へてゐる貸座敷業者は主として藝妓置屋を兼業し、藝妓をも抱へて居りその數縣下で百五十五軒に達するが置屋兼業であるため

貸座敷を廢し

て料理業兼藝妓置屋に轉業することは容易であり、公娼廢止の可能性が多分にあるので縣保安課ではこれが實現を期して目下具體案を練つてゐるが縣の最も憂ふるのは公娼廢止後の花柳病の豫防撲滅を如何にするかに在り、その方法としては料理屋たりとも絶對に洗滌所を設置すること及び藝妓、給仕婦の健診を嚴重勵行してこれが豫防に當り萬一花柳病を患つてゐる藝妓または給仕婦が客を取つた場合に現行の花柳病豫防法違反として司法處分すると同時にその營業免許を停止あるひは取消の

行政處分をも

加へて嚴罰に處し豫防の徹底を期する方針であつてその時期は大體明春四月として計畫されてゐる

図17　富山県の廃娼（『北陸タイムス』1937年12月16日，富山県立図書館蔵）

に鑑み社会風教、人道並思想上に悪影響を及ぼす本制度を速《すみやか》に廃止し以て質実剛健なる国民精神の作興に資せられむことを望む。（『昭和十二年通常富山県会議事速記録』）

建議案の提出者・賛成者には前述の片口安太郎はじめ立憲民政党・立憲政友会両党の議員が名を連ね、超党派の提案であったことがわかる。建議案中にもあるように、その趣旨は「現下時局の重大性」を考慮し、「質実剛健なる国民精神の作興」のために廃娼するというものであった。こうして富山県は、一九三八年四月一六日をもって廃娼を断行した。

星かつゑは、この報に接し「心の緊張せる時局下に公娼が廃止されることは有意義なことであり富山県民のために幸ひである」と高く評価した（『北陸日日新聞』一九三八年二月七日）。まさに廃娼をおこなわしめたものは時局なのである。

廃娼の実態と性病予防

富山県警察部がまとめた『㊙富山県廃娼史』（一九三八年）は「昭和十二年七月、支那事変勃発し国民精神作興を強調せらるゝに伴ひ、県下に於ても斯種《ししゅ》業者の自滅を希望する輿論は澎湃《ほうはい》として起きた」と述べている。同書によれば、富山県警察部は、貸座敷業者を料理屋・芸妓置屋に転業させ、娼妓はすべて芸妓として、以後、芸妓に対する性病検診を徹底するという方針であり、事実上、以後も、旧貸座敷免許地での売春は黙認されることになる。

したがって、県内の新聞も「形式的ながら人肉の市を廃止」(『富山日報』一九三七年一二月一〇日)、「事実上はともかく形式的に文化県として向上」(『北陸日日新聞』一九三七年一二月一六日夕刊)、「公娼を形式上から廃止」(『高岡新聞』一九三七年一二月一六日夕刊)など、いずれも形式的な廃娼であることを指摘、業者側も「娼妓がなくなるといつても文字だけが消えるので身体はそのまゝですよ」「遊客がどんな風にこれから遊ぶかつて、それは公然と御泊りも出来ないだらうしまあ料理屋で芸妓と遊ぶあの世界になるわけですよ、遊客も妓どもも御上品になることですね」と、廃娼後の事態を楽観していた(『北陸日日新聞』一九三八年二月七日)。

しかし、それまでの娼妓が芸妓に転業することは、芸妓に対する性病検診の強化を意味し、芸妓には原則として毎月四回以内の検診が義務付けられた(富山県衛生課編『花柳病予防誌』一九四一年)。これは、従来からの芸妓に屈辱を強いることになり、「ワタシ達にや旦那あり　検診などはハヂですワ」という反発も起こる(『高岡新聞』一九三八年五月二九日夕刊)。そこで、県警察部でも、三〇歳以上で過去の検診で健康であった者、一六歳未満で最初の検診で健康であった者には、警察署長の判断で検診を「斟酌《しんしゃく》」できると規制を緩和しなければならなかった(富山県衛生課編『花柳病予防誌』)。しかし、それでも、一九三八年七月におこなった芸妓への最初の検診の結果、受診人員二二六〇名中、三五％に当たる七九二名が有病と診断され、県衛生課は大きな衝撃を受けた（『大阪朝日新聞』富山版、一九三八年七月一〇日）。

相次ぐ廃娼

次に宮崎県の場合である。この事情については、宮崎県警察部編『㊙宮崎県廃娼史』（一九三九年）に詳しい。同書によれば、宮崎県の廃娼運動は、救世軍宮崎支部が「積極的運動をなしたる事実なし」、日本基督教婦人矯風会宮崎支部も「有名無実の存在」という状態であったが、一九三二年に県会で廃娼に関する建議案が可決され、さらに一九三八年一二月二日に再度、可決されている。一九三八年の建議案には、「紀元二千六百年の聖世を楔機（ママ）として聖地宮崎県の名誉の為《た》め将《は》た又《また》聖戦銃後女性の名誉の為め」ということが廃娼の理由に掲げられていた。ここでも時局が廃娼を促したのである。

県当局は、この建議を受けて廃娼の実施を決定するが、その実態は、娼妓を芸妓に、貸座敷を料理屋・芸妓置屋に改め、以後、芸妓には週二回の性病検診を義務付け、性病予防薬・予防具の使用と洗浄を督励するというもので、事実上の売買春黙認を意味していた。

当初、宮崎県は一九四〇年二月一一日の「紀元節」を期しての廃娼を予定していたが、貸座敷業者の同意がとれたため、それより早く一九三九年四月一日から廃娼に踏みきったという。

さらに、一九四〇年には香川・愛媛・徳島の四国三県で廃娼が実施されるが、これらも「紀元二六〇〇年」を祝してのものであった。廃娼後、貸座敷は指定料理店となり、娼妓も香川県では指定地酌婦、愛媛・徳島両県では指定地給仕婦と改称されるが、以後も、旧貸座敷指定地内での売買春は黙認された。香川県警察部保安課長堀田定太郎は、廃娼は「売淫行為の黙認制度である」とまで明言している（石毛晴雄『四国三県　香川　愛媛　徳島の廃娼顛末及其後の風紀状態』一九四三年）。

相次ぐ廃娼の実施は、帝国議会でも問題になった。一九三九年三月、第七四回議会では、花柳病予防法が改正され、従来の「業態上花柳病伝播の虞《おそれ》ある者」を対象に設置された診療所で、それ以外の「伝染の虞ある花柳病に罹《かか》れる者」も診療できるようになるが、この改正法案の審議中、議員の間から安易な廃娼が性病を蔓延させるのではないかと厚生省の責任を追及する批判がなされた。これに対し、厚生省予防局長高野六郎は、公娼・私娼を問わず、強制的検診が法律に明記されれば、廃娼しても性病は予防できると明言、さらなる花柳病予防法の改正の必要を示唆した。

予防局では、以後、花柳病予防法を全国民を対象にするべく、再改正案を準備するが、戦局の激化により、「不急の法案」とされ、ついに敗戦まで議会に上程されずに終わってしまった。

娼婦たちの「厚生」「健民」

このように、戦争遂行上の国民体力強化のため、性病予防が重視され、娼妓・私娼・芸妓、そのほか性病を感染させる虞れありとみなされた女性に厳しい健康管理体制がしかれていった。彼女たちにも「健民」であることが求められていくからである。

すでに述べた建国体操についても、横浜市内の特殊飲食業組合にも分会が結成されていた。「特殊飲食業」とはカフェーやバーである。カフェーやバーの従業員にも建国体操は浸透させられていた。松本学も、宴会に侍《はべ》った芸妓に建国体操を教えたことを日記に記している。厚生省からは性病の感染源とみなされ、厳しい性病検診を受けさせられた女性たちも、こうして自ら健康であり、「厚生」を掲げて健康増進に、体位向上に努力している「健民」であることを証明せざるを得なかったのである。

最後に、娼婦の「従軍慰安婦」化についてひとこと触れておこう。いわゆる「従軍慰安婦」について、近年、それは女性の自由意志に基づくもので強制ではなく、日本の軍部や政府の介入はなかったという主張が声高に叫ばれている。こうした主張は歴史学の研究成果に基づくものではなく、政治的目的からなされているのであるが、多くの元「従軍慰安婦」が、植民地や占領地で日本の軍事的圧力のもとで日本の将兵との性交を強制されたと証言している。さらに、「従軍慰安婦」には、日本の娼婦たちも送りこまれていた。

「従軍慰安婦」への動員

また、西野留美子氏は、軍隊の駐屯地である北海道の釧路、千葉県の木更津・茂原、東京府下小笠原諸島の父島に設けられた軍慰安所、そして炭鉱・鉱山・軍需工場などの労働者のために設けられた事業所慰安所の事例をあげ、そこでは日本女性のみならず朝鮮女性も「慰安婦」とされていた事実を指摘している（西野「日本国内の慰安所」吉見義明・林博史編『共同研究　従軍慰安婦』大月書店、一九九五年）。

一九三八年（昭和一三）八月八日、東京の水天宮裏のある私娼の家を訪れた永井荷風はその日記に、次のような女主人の話を書き留めている。

今春軍部の人の勧めにより北京に料理屋兼旅館を開くつもりにて一個月あまり彼地《かのち》に

往き、帰り来りて売春婦三四十名を募集せしが、妙齢の女来らず。且又《かつまた》北京にて陸軍将校の遊び所をつくるには、女の前借金を算入せず、家屋其他《そのた》の費用のみにて少くも二万円を要す。軍部にては一万円位は融通してやるから是非とも若き士官を相手にする女を募集せよといはれたけれど、北支の気候余りに悪しき故辞退したり。

女主人は、さらに荷風に「売春婦を送る事につき、軍部と内地警察署との連絡その他の事」を語ったという（『断腸亭日乗』四巻、岩波書店、一九八〇年）。

非合法で売春をおこなっている側は、警察や軍部の意向には弱い。この女主人は「辞退した」というが、軍と警察の要請により日本国内からも娼婦が集められ、戦地へ「従軍慰安婦」として送られていたのである。まさに、それは娼婦の戦場への棄民であった。「従軍慰安婦」について語るとき、植民地・占領地の女性についてはもちろんであるが、日本から動員された娼婦たちの存在も忘れてはならない。彼女たちも、軍と警察の要請でかき集められて戦場に送られたのである。

また、戦争が破局に向かっていた一九四四年二月二五日、東条英機内閣は高級享楽の停止という方針を決定するが、貸座敷の営業や私娼行為については「慰安的」として国民の戦意高揚に必要という判断から許容した（「高級享楽停止に関する会議質疑応答」、国立公文書館所蔵「警察庁文書」)。「健全娯楽」だけでは国民を統制できないことを、政府も認めざるを得なかった。ファシズム国家は、売買春を「慰安」としてしか認識することができなかったのである。しかも、それは男性のみの「慰安」であった。

ファシズムの遺産

一九四五年（昭和二〇）八月一五日、体制としての日本ファシズムは崩壊した。戦後日本は「民主主義」を掲げてスタートする。しかし、「厚生」「健民」を掲げてファシズムの時代に流布された優生学的な健康観・体力観は戦後社会にも持ち越された。「聖戦完遂」のために求められた健康と体力は、今度は「民主主義社会の建設」のために求められる。それを三つの法律について例示しておこう。

戦後、国民体力法は有名無実化し、一九五四年、正式に廃止されたが、国民優生法は一九四八年に成立した優生保護法に継承される。優生保護法は女性に堕胎を認めた点が画期的と評価されるが、その一方では、優生学の立場から遺伝性と決めつけられた病者への断種・堕胎、さらには国民優生法にさえ書かれなかったハンセン病者への断種・堕胎が明記されていた。一九九六年（平成八）に優生学的な規程が削除され、母体保護法となるまで、優生保護法はファシズムの残像を映し続けた。

次に、一九五六年に成立し、五八年から完全施行された売春防止法がある。一九四六年一月、GHQにより公娼制度は廃止されたが、いわゆる「赤線」という形態で公娼制度は事実上存続した。一九四八年に国会に提出された売春等処罰法案でも娼婦を性病の蔓延源とする視点は明瞭で、こうした視点は売春防止法まで一貫している。娼婦の存在は性病を蔓延させ、国民体力を低下させ、戦後復興を妨げるという論理である。さらに、娼婦と知的障害者、売春業者と在日韓国朝鮮人を結びつける偏見が国会で堂々とまかり通っていた。売買春の激増という戦後の生活難がもたらした社会現象を、特定の障害者や社会集団に結びつける論理には、まさにナチス・ドイツが大勢のユダヤ人・ロマ人・障害者・娼婦などを虐殺したそれと相通じるものがある。

そして、最後に癩予防法の「改正」がある。戦後、ハンセン病隔離施設での入所者の自治会運動が活発となる。「特別病室」は国会でも大問題となり、一九四七年（昭和二二）に廃止された。しかし、ハンセン病者に対する不法監禁・虐殺に対してだれも刑事責任を問われることはなかった。それどころか、隔離・断種・虐殺という国策推進の先頭に立った光田健輔は、ハンセン病医療への貢献を理由に、一九五一年、文化勲章を授与されている。

戦後、プロミンなどの特効薬が開発され、ハンセン病は治癒する病気となる。また、国際的にも日本の隔離政策は批判の的となった。一九五三年、癩予防法は「改正」され、らい予防法となる。しかし、それは、病者が求めた隔離緩和、懲戒規程削除、退所明記の改正ではなく、隔離強化という信じ難い「改正」であった。厚生省が入所者の自治会運動の高揚に対抗した結果である。このらい予防法は一九九六年まで存続した。日本国憲法のもとで、不必要な隔離政策が継続されたのである。

一九九八年（平成一〇）七月三一日、一三名の入所者が隔離政策に対する国家賠償請求の訴訟を起こした。その後、原告は増え、二〇〇〇年の五月段階で五〇〇名以上に達している。まさに、人権回復の裁判である。

このように、ファシズムは崩壊しても、ファシズムの遺産は生き残った。ファシズムの時代には「聖戦完遂」、戦後の「民主主義」の時代では「公共の福祉」という名のもとに、国家は個々の人間の生命や肉体を統制しようとする。こうした国家の政策との対決なしに、人権などというものは存在し得ないのではないだろうか。わたくしは、そうした思いを棄てきれずにいる。

参考文献

赤澤史朗『近代日本の思想動員と宗教統制』（校倉書房、一九八五年）
石川弘義『人間とレジャー』一（編著、日本経済新聞社、一九七三年）
〃　『娯楽の戦前史』（編著、東京書籍、一九八一年）
高岡裕之「観光・厚生・旅行」（赤澤史朗・北河賢三編『文化とファシズム』日本経済評論社、一九九三年）
〃　「総力戦と都市―厚生運動を中心に―」（『日本史研究』四一五号、一九九七年）
〃　「戦時下大阪における厚生運動」（広川禎秀編『近代大阪の行政・社会・経済』青木書店、一九九八年）
古川隆久「紀元二千六百年奉祝記念事業をめぐる政治過程」（『史学雑誌』一〇三編九号、一九九四年）
〃　「紀元二千六百年奉祝と日中戦争」（『メディア史研究』三号、一九九五年）
〃　『皇紀・万博・オリンピック』（中公新書、一九九八年）
藤野　豊『日本ファシズムと医療―ハンセン病をめぐる実証的研究―』（岩波書店、一九九三年）
〃　「日本ファシズムと病者・障害者」（『季刊戦争責任研究』一二号、一九九六年）
〃　「日本ファシズムと厚生省の設置」（『年報日本現代史』三号、一九九七年）
〃　『日本ファシズムと優生思想』（かもがわ出版、一九九八年）

藤野　豊「民族衛生政策の成立」（内務省史研究会編『内務省と国民』文献出版、一九九八年）
〃　「日本ファシズムと性病―いわゆる『従軍慰安婦』の前提―」（『季刊戦争責任研究』二二号、一九九八年）
〃　「ファシズム体制下の立山連峰・黒部峡谷」（『富山国際大学紀要』九巻、一九九九年）
〃　「日本ファシズムと国立公園」（『民衆史研究』五八号、一九九九年）
〃　「一九三八年　富山県の廃娼」（『富山国際大学紀要』一〇巻、二〇〇〇年）
〃　「横浜市における建国体操の展開」（『市史研究　よこはま』一二号、二〇〇〇年）

なお、引用した『第一回日本厚生大会報告書』（日本厚生協会、一九三九年）、柏熊達生編『イタリアの厚生運動』（泰文堂、一九四三年）、権田保之助『ナチス厚生団』（栗田書店、一九四二年）、日本厚生協会編『厚生運動読本』（新興出版、一九四四年）については、石川弘義監修『余暇・娯楽研究基礎文献集』（大空社、一九九〇年）所収の復刻版を、今里新地組合編『今里新地十年史』（一九四〇年）、石毛晴雄『四国三県　香川　愛媛　徳島の廃娼顛末及其後の風紀状態』（一九四三年）については『買売春問題資料集成（戦前編）』（不二出版、一九九七年）所収の復刻版を、それぞれ使用した。また、「松本学日記」については、一九三八年までは、伊藤隆・広瀬順皓編『松本学日記』（山川出版、一九九五年）を、それ以降については、国立国会図書館憲政資料室所蔵の「松本学文書」所収の原本を使用した。

あとがき

今年の三月半ば、奈良西の京の龍蔵院を訪れ、西山ナカの墓標と再会しました。墓標は六年前と同じ場所に立っていました。龍蔵院を再訪した理由は特にありませんでしたが、しいていえば本書の原稿を書き上げた報告ということになるでしょう。

その日、橿原神宮にも立ち寄り、六〇年前の「紀元二六〇〇年」に建国体操が演じられた運動場に行ってみました。時折小雨が降るなか、畝傍山を仰ぐこの場所に立つと、ファシズムの祝祭空間としてここが最適だったことがよく理解できました。

夜には、大阪のある旧遊廓地にも足を運びました。そこでは、着飾った女性がスポットライトを浴びて「商品」として展示され、堂々と売買春がおこなわれていました。周囲には高層マンションが立ち並ぶなか、この一郭だけが歴史の流れを拒否しているようでした。結果的に、本書の内容を追体験する小さな旅となりました。

さて、ささやかな本ではありますが、本書を書くために、多くの方に助けていただきました。高岡裕之さん、古川隆久さんのご研究は大きな指針となりました。おふたりにはまだお目にかかったことはありませんが、著作をとおして多くのご教示を得ることができました。また、秋定嘉和、粟屋憲太郎、鹿野政直、由井正臣の諸先生からは、直接・間接に多くの学恩を受けました。本書のなかで、その何分の一かでも報いることができたらと思っております。ありがとうございます。

また、史料利用については、以下の機関にお世話になりました。機関名をあげることにより御礼に代えさせていただきます。

秋田県立図書館・大阪府立中央図書館・神奈川県立公文書館・京都府立医科大学附属図書館・国立公文書館・国立国会図書館憲政資料室・高松宮記念ハンセン病資料館・天理大学天理図書館・東京大学医学図書館・東京大学農学部図書館・東京都立中央図書館・同志社大学人文科学研究所・富山県議会図書室・富山県立公文書館・富山県立図書館・長島愛生園『愛生』編集部・日本体育大学図書館・横浜市総務局市史編集室・横浜市立中央図書館・早稲田大学中央図書館・早稲田大学演劇博物館

とくに、ハンセン病資料館では運営委員の山下道輔さんから協力と激励を受け続けました。そして、長島愛生園の故島田等さん、宇佐美治さんにもお世話になりました。わたくしが西山ナカの墓標の存在を知ったのも、島田さんが書かれた「北山・西山紀行」（『愛生』四五巻九号、一九九一年）という文章によってです。本書を島田さんのご霊前に捧げたいと思います。

それから横浜市史の編集室では、曽根妙子さんにお世話になりました。曽根さんとは、横浜市市民局同和対策室でおこなっている横浜市内の被差別部落に関する文書の解読会でご一緒しておりますが、建国体操についての史料調査にもいろいろご助言をいただきました。まだまだ、お名前をあげれば尽きませんが、こうした方々の助けがなければ、本書は生まれなかったと思います。あらためて皆さんに御礼申し上げます。

なお、本書は、一九九九年度に富山国際大学でおこなった「近代日本政治史」、および東京都練馬区教育委員会が主催した人権講座「人権と歴史学」の講義ノートの一部でもあります。富山でも練馬でも受講者の方から鋭い質問が寄せられ、いつも緊張したなかで講義をおこなうことができました。本書のなかでそうしたご質問への答えを示すことができていれば幸いです。富山と練馬でわたくしの拙い講義を受講してくださった皆さん、そして練馬区教育委員会生涯学習課のスタッフの皆さんに厚く御礼申し上げます。

本書は吉川弘文館編集部のお勧めで書いたものです。それまでに刊行された歴史文化ライブラリーの何冊かを拝読し、自分もこうした本を書くことができたらなぁと夢想しておりましたので、執筆を依頼されたときは信じられないという思いでした。しかし、いざ書いてみると、わかりやすく書くということがいかに難しいことかを教わりました。わたくしにこうした機会を与えてくださった同部に深く感謝いたします。

以前、わたくしは、ファシズム期を象徴する語として「優生」「厚生」「健民」をあげ、これらの語の具体的実践過程を解明することにより、「国民の日常性の場からファシズムの本質を追究していくこと」が必要であると述べたことがあります(『日本ファシズムと医療』岩波書店、一九九三年)。「優生」についてはその後、『日本ファシズムと優生思想』(かもがわ出版、一九九八年)という形でまとめることができましたが、「厚生」と「健民」は残ってしまいました。本書でようやくそれにアタックできました。不十分ではありますが、本書は、一九九三年以来の宿題に対する答案ともなっています。少しは肩の荷が下りた感じですが、いかがでしょうか。読者の皆さんのご批判をお待ちします。

しかし、本書では十分に書ききれなかった問題もあります。とくに、ファシズム期の在日外国人・被差別部落住民・娼婦の生活については、もっとも書きたかったテーマであるにもかかわらず、それぞれが断片的な叙述になったことは否めません。今後、こうしたテーマについては、「『人的資源』としてのアジア」「富山県の被差別部落史」「近代国家と売買春」というわたくしが現在取り組んでいる個々の研究課題のなかで追究していき、さらに、本書で提示した視点をファシズム期のみならず、日本の近現代史全体に普遍化していくべく模索していこうと考えております。

最後に、私事ではありますが、わたくしが少しでも研究に集中できるようにいつも最善の配慮をしてくれている妻智寿子に感謝して筆を擱くことといたします。

二〇〇〇年　薫風の候

藤野　豊

著者紹介

一九五二年、神奈川県に生まれる

現在、新潟県を拠点に日本近現代史研究に従事

主要著書

戦後日本の人身売買　孤高のハンセン病医師　ハンセン病と戦後民主主義　差別の日本近現代史（共著）

歴史文化ライブラリー
100

強制された健康
日本ファシズム下の生命と身体

二〇〇〇年（平成十二）八月一日　第一刷発行
二〇一六年（平成二十八）十月十日　第二刷発行

著　者　藤《ふじ》野《の》　豊《ゆたか》

発行者　吉川道郎

発行所　株式会社 吉川弘文館
東京都文京区本郷七丁目二番八号
郵便番号一一三―〇〇三三
電話〇三―三八一三―九一五一〈代表〉
振替口座〇〇一〇〇―五―二四四
http://www.yoshikawa-k.co.jp/

印刷＝株式会社 平文社
製本＝ナショナル製本協同組合
装幀＝山崎　登

ISBN978-4-642-05500-0

歴史文化ライブラリー

1996.10

刊行のことば

現今の日本および国際社会は、さまざまな面で大変動の時代を迎えておりますが、近づきつつある二十一世紀は人類史の到達点として、物質的な繁栄のみならず文化や自然・社会環境を謳歌できる平和な社会でなければなりません。しかしながら高度成長・技術革新にともなう急激な変貌は「自己本位な刹那主義」の風潮を生みだし、先人が築いてきた歴史や文化に学ぶ余裕もなく、いまだ明るい人類の将来が展望できていないようにも見えます。このような状況を踏まえ、よりよい二十一世紀社会を築くために、人類誕生から現在に至る「人類の遺産・教訓」としてのあらゆる分野の歴史と文化を「歴史文化ライブラリー」として刊行することといたしました。

小社は、安政四年（一八五七）の創業以来、一貫して歴史学を中心とした専門出版社として書籍を刊行しつづけてまいりました。その経験を生かし、学問成果にもとづいた本叢書を刊行し社会的要請に応えて行きたいと考えております。

現代は、マスメディアが発達した高度情報化社会といわれますが、私どもはあくまでも活字を主体とした出版こそ、ものの本質を考える基礎と信じ、本叢書をとおして社会に訴えてまいりたいと思います。これから生まれでる一冊一冊が、それぞれの読者を知的冒険の旅へと誘い、希望に満ちた人類の未来を構築する糧となれば幸いです。

吉川弘文館

歴史文化ライブラリー

近・現代史

五稜郭の戦い 蝦夷地の終焉 — 菊池勇夫
幕末明治 横浜写真館物語 — 斎藤多喜夫
横井小楠 その思想と行動 — 三上一夫
水戸学と明治維新 — 吉田俊純
大久保利通と明治維新 — 佐々木 克
旧幕臣の明治維新 沼津兵学校とその群像 — 樋口雄彦
維新政府の密偵たち 御庭番と警察のあいだ — 大日方純夫
明治維新と豪農 古橋暉皃の生涯 — 高木俊輔
京都に残った公家たち 華族の近代 — 刑部芳則
文明開化 失われた風俗 — 百瀬 響
西南戦争 戦争の大義と動員される民衆 — 猪飼隆明
大久保利通と東アジア 国家構想と外交戦略 — 勝田政治
自由民権運動の系譜 近代日本の言論の力 — 稲田雅洋
明治の政治家と信仰 クリスチャン民権家の肖像 — 小川原正道
福沢諭吉と福住正兄《ふくずみまさえ》 世界と地域の視座 — 金原左門
日赤の創始者 佐野常民《つねたみ》 — 吉川龍子
文明開化と差別 — 今西 一
アマテラスと天皇 〈政治シンボル〉の近代史 — 千葉 慶
大元帥と皇族軍人 明治編 — 小田部雄次
明治の皇室建築 国家が求めた〈和風〉像 — 小沢朝江
皇居の近現代史 開かれた皇室像の誕生 — 河西秀哉
明治神宮の出現 — 山口輝臣
神都物語 伊勢神宮の近現代史 — ジョン・ブリーン
日清・日露戦争と写真報道 戦場を駆ける写真師たち — 井上祐子
博覧会と明治の日本 — 國 雄行
公園の誕生 — 小野良平
啄木短歌に時代を読む — 近藤典彦
町火消たちの近代 東京の消防史 — 鈴木 淳
鉄道忌避伝説の謎 汽車が来た町、来なかった町 — 青木栄一
軍隊を誘致せよ 陸海軍と都市形成 — 松下孝昭
家庭料理の近代 — 江原絢子
お米と食の近代史 — 大豆生田 稔
日本酒の近現代史 酒造地の誕生 — 鈴木芳行
失業と救済の近代史 — 加瀬和俊
近代日本の就職難物語 「高等遊民」になるけれど — 町田祐一
選挙違反の歴史 ウラからみた日本の一〇〇年 — 季武嘉也
海外観光旅行の誕生 — 有山輝雄
関東大震災と戒厳令 — 松尾章一
モダン都市の誕生 大阪の街・東京の街 — 橋爪紳也
激動昭和と浜口雄幸 — 川田 稔
昭和天皇とスポーツ 〈玉体〉の近代史 — 坂上康博

歴史文化ライブラリー

昭和天皇側近たちの戦争——茶谷誠一
大元帥と皇族軍人 大正・昭和編——小田部雄次
海軍将校たちの太平洋戦争——手嶋泰伸
植民地建築紀行 満洲・朝鮮・台湾を歩く——西澤泰彦
帝国日本と植民地都市——橋谷 弘
稲の大東亜共栄圏 帝国日本の〈緑の革命〉——藤原辰史
地図から消えた島々 幻の日本領と南洋探検家たち——長谷川亮一
日中戦争と汪兆銘《おうちょうめい》——小林英夫
自由主義は戦争を止められるのか 芦田均・清沢洌・石橋湛山——上田美和
モダン・ライフと戦争 スクリーンのなかの女性たち——宜野座菜央見
彫刻と戦争の近代——平瀬礼太
特務機関の謀略 諜報とインパール作戦——山本武利
首都防空網と〈空都〉多摩——鈴木芳行
陸軍登戸研究所と謀略戦 科学者たちの戦争——渡辺賢二
帝国日本の技術者たち——沢井 実
〈いのち〉をめぐる近代史 堕胎から人工妊娠中絶へ——岩田重則
強制された健康 日本ファシズム下の生命と身体——藤野 豊
戦争とハンセン病——藤野 豊
「自由の国」の報道統制 大戦下の日系ジャーナリズム——水野剛也
敵国人抑留 戦時下の外国民間人——小宮まゆみ
銃後の社会史 戦死者と遺族——一ノ瀬俊也
海外戦没者の戦後史 遺骨帰還と慰霊——浜井和史
国民学校 皇国の道——戸田金一
学徒出陣 戦争と青春——蜷川壽惠
〈近代沖縄〉の知識人 島袋全発の軌跡——屋嘉比 収
沖縄戦 強制された「集団自決」——林 博史
原爆ドーム 物産陳列館から広島平和記念碑へ——頴原澄子
戦後政治と自衛隊——佐道明広
米軍基地の歴史 世界ネットワークの形成と展開——林 博史
沖縄 占領下を生き抜く 軍用地・通貨・毒ガス——川平成雄
昭和天皇退位論のゆくえ——冨永 望
紙 芝 居 街角のメディア——山本武利
団塊世代の同時代史——天沼 香
闘う女性の20世紀 地域社会と生き方の視点から——伊藤康子
丸山真男の思想史学——板垣哲夫
文化財報道と新聞記者——中村俊介

文化史・誌

毘沙門天像の誕生 シルクロードの東西文化交流——田辺勝美
落書きに歴史をよむ——三上喜孝
密教の思想——立川武蔵
霊場の思想——佐藤弘夫
四国遍路 さまざまな祈りの世界——星野英紀・浅川泰宏

歴史文化ライブラリー

跋扈《ばっこ》する怨霊 祟りと鎮魂の日本史——山田雄司
将門伝説の歴史——樋口州男
藤原鎌足、時空をかける 変身と再生の日本史——黒田 智
変貌する清盛 『平家物語』を書きかえる——樋口大祐
鎌倉 古寺を歩く 宗教都市の風景——松尾剛次
空海の文字とことば——岸田知子
鎌倉大仏の謎——塩澤寛樹
日本禅宗の伝説と歴史——中尾良信
水墨画にあそぶ 禅僧たちの風雅——高橋範子
日本人の他界観——久野 昭
観音浄土に船出した人びと 熊野と補陀落渡海——根井 浄
殺生と往生のあいだ 中世仏教と民衆生活——苅米一志
浦島太郎の日本史——三舟隆之
宗教社会史の構想 真宗門徒の信仰と生活——有元正雄
読経の世界 能読の誕生——清水眞澄
戒名のはなし——藤井正雄
墓と葬送のゆくえ——森 謙二
仏画の見かた 描かれた仏たち——中野照男
ほとけを造った人びと 止利仏師から運慶・快慶まで——根立研介
〈日本美術〉の発見 岡倉天心がめざしたもの——吉田千鶴子
祇園祭 祝祭の京都——川嶋將生

洛中洛外図屛風 つくられた〈京都〉を読み解く——小島道裕
茶の湯の文化史 近世の茶人たち——谷端昭夫
時代劇と風俗考証 やさしい有職故実入門——二木謙一
化粧の日本史 美意識の移りかわり——山村博美
乱舞の中世 白拍子・乱拍子・猿楽——沖本幸子
神社の本殿 建築にみる神の空間——三浦正幸
古建築修復に生きる 屋根職人の世界——原田多加司
大工道具の文明史 日本・中国・ヨーロッパの建築技術——渡邉 晶
苗字と名前の歴史——坂田 聡
日本人の姓・苗字・名前 人名に刻まれた歴史——大藤 修
読みにくい名前はなぜ増えたか——佐藤 稔
数え方の日本史——三保忠夫
大相撲行司の世界——根間弘海
武道の誕生——井上 俊
日本料理の歴史——熊倉功夫
吉兆 湯木貞一 料理の道——末廣幸代
日本の味 醤油の歴史——林 玲子・天野雅敏編
アイヌ文化誌ノート——佐々木利和
流行歌の誕生 「カチューシャの唄」とその時代——永嶺重敏
話し言葉の日本史——野村剛史
日本語はだれのものか——川口 良・角田史幸

歴史文化ライブラリー

「国語」という呪縛 国語から日本語へ、そして○○語へ —— 川口 良／角田史幸
柳宗悦と民藝の現在 —— 松井 健
遊牧という文化 移動の生活戦略 —— 松井 健
薬と日本人 —— 山崎幹夫
マザーグースと日本人 —— 鷲津名都江
金属が語る日本史 銭貨・日本刀・鉄炮 —— 齋藤 努
書物に魅せられた英国人 フランク・ホーレーと日本文化 —— 横山 學
災害復興の日本史 —— 安田政彦
夏が来なかった時代 歴史を動かした気候変動 —— 桜井邦朋

民俗学・人類学

日本人の誕生 人類はるかなる旅 —— 埴原和郎
倭人への道 人骨の謎を追って —— 中橋孝博
神々の原像 祭祀の小宇宙 —— 新谷尚紀
女人禁制 —— 鈴木正崇
役行者と修験道の歴史 —— 宮家 準
民俗都市の人びと —— 倉石忠彦
鬼の復権 —— 萩原秀三郎
幽霊 近世都市が生み出した化物 —— 髙岡弘幸
雑穀を旅する —— 増田昭子
川は誰のものか 人と環境の民俗学 —— 菅 豊
名づけの民俗学 地名・人名はどう命名されてきたか —— 田中宣一
番と衆 日本社会の東と西 —— 福田アジオ
記憶すること・記録すること 聞き書き論ノート —— 香月洋一郎
番茶と日本人 —— 中村羊一郎
踊りの宇宙 日本の民族芸能 —— 三隅治雄
日本の祭りを読み解く —— 真野俊和
柳田国男 その生涯と思想 —— 川田 稔
海のモンゴロイド ポリネシア人の祖先をもとめて —— 片山一道

世界史

中国古代の貨幣 お金をめぐる人びとと暮らし —— 柿沼陽平
黄金の島 ジパング伝説 —— 宮崎正勝
琉球と中国 忘れられた冊封使 —— 原田禹雄
古代の琉球弧と東アジア —— 山里純一
アジアのなかの琉球王国 —— 高良倉吉
琉球国の滅亡とハワイ移民 —— 鳥越皓之
王宮炎上 アレクサンドロス大王とペルセポリス —— 森谷公俊
イングランド王国と闘った男 ジェラルド・オブ・ウェールズの時代 —— 桜井俊彰
魔女裁判 魔術と民衆のドイツ史 —— 牟田和男
フランスの中世社会 王と貴族たちの軌跡 —— 渡辺節夫
ヒトラーのニュルンベルク 第三帝国の光と闇 —— 芝 健介
人権の思想史 —— 浜林正夫
グローバル時代の世界史の読み方 —— 宮崎正勝

歴史文化ライブラリー

すべての道は平城京へ 古代国家の〈支配の道〉——市　大樹

都はなぜ移るのか 遷都の古代史——仁藤敦史

聖武天皇が造った都 難波宮・恭仁宮・紫香楽宮——小笠原好彦

悲運の遣唐僧 円載の数奇な生涯——佐伯有清

遣唐使の見た中国——古瀬奈津子

古代の女性官僚 女官の出世・結婚・引退——伊集院葉子

平安朝　女性のライフサイクル——服藤早苗

平安京のニオイ——安田政彦

平安京の災害史 都市の危機と再生——北村優季

天台仏教と平安朝文人——後藤昭雄

藤原摂関家の誕生 平安時代史の扉——米田雄介

安倍晴明 陰陽師たちの平安時代——繁田信一

平安時代の死刑 なぜ避けられたのか——戸川　点

古代の神社と祭り——三宅和朗

時間の古代史 霊鬼の夜、秩序の昼——三宅和朗

中世史

源氏と坂東武士——野口　実

熊谷直実 中世武士の生き方——高橋　修

頼朝と街道 鎌倉政権の東国支配——木村茂光

鎌倉源氏三代記 一門・重臣と源家将軍——永井　晋

吾妻鏡の謎——奥富敬之

鎌倉北条氏の興亡——奥富敬之

三浦一族の中世——高橋秀樹

都市鎌倉の中世史 吾妻鏡の舞台と主役たち——秋山哲雄

源　義経——元木泰雄

弓矢と刀剣 中世合戦の実像——近藤好和

騎兵と歩兵の中世史——近藤好和

その後の東国武士団 源平合戦以後——関　幸彦

声と顔の中世史 戦さと訴訟の場景より——蔵持重裕

運　慶 その人と芸術——副島弘道

乳母の力 歴史を支えた女たち——田端泰子

荒ぶるスサノヲ、七変化 〈中世神話〉の世界——斎藤英喜

曽我物語の史実と虚構——坂井孝一

親　鸞——平松令三

親鸞と歎異抄——今井雅晴

捨聖《すてひじり》一　遍——今井雅晴

神や仏に出会う時 中世びとの信仰と絆——大喜直彦

神風の武士像 蒙古合戦の真実——関　幸彦

鎌倉幕府の滅亡——細川重男

足利尊氏と直義 京の夢、鎌倉の夢——峰岸純夫

高　師直 室町新秩序の創造者——亀田俊和

新田一族の中世 「武家の棟梁」への道——田中大喜

歴史文化ライブラリー

地獄を二度も見た天皇 光厳院——飯倉晴武
東国の南北朝動乱 北畠親房と国人——伊藤喜良
南朝の真実 忠臣という幻想——亀田俊和
中世の巨大地震——矢田俊文
大飢饉、室町社会を襲う！——清水克行
贈答と宴会の中世——盛本昌広
中世の借金事情——井原今朝男
庭園の中世史 足利義政と東山山荘——飛田範夫
土一揆の時代——神田千里
山城国一揆と戦国社会——川岡 勉
一休とは何か——今泉淑夫
中世武士の城——齋藤慎一
武田信玄——平山 優
歴史の旅 武田信玄を歩く——秋山 敬
戦国大名の兵粮事情——久保健一郎
戦乱の中の情報伝達 使者がつなぐ中世京都と在地——酒井紀美
戦国時代の足利将軍——山田康弘
名前と権力の中世史 室町将軍の朝廷戦略——水野智之
戦国貴族の生き残り戦略——岡野友彦
戦国を生きた公家の妻たち——後藤みち子
鉄砲と戦国合戦——宇田川武久

検証 長篠合戦——平山 優
よみがえる安土城——木戸雅寿
検証 本能寺の変——谷口克広
加藤清正 朝鮮侵略の実像——北島万次
落日の豊臣政権 秀吉の憂鬱、不穏な京都——河内将芳
北政所と淀殿 豊臣家を守ろうとした妻たち——小和田哲男
豊臣秀頼——福田千鶴
偽りの外交使節 室町時代の日朝関係——橋本 雄
朝鮮人のみた中世日本——関 周一
ザビエルの同伴者 アンジロー 戦国時代の国際人——岸野 久
海賊たちの中世——金谷匡人
中世 瀬戸内海の旅人たち——山内 譲
アジアのなかの戦国大名 西国の群雄と経営戦略——鹿毛敏夫
琉球王国と戦国大名 島津侵入までの半世紀——黒嶋 敏
天下統一とシルバーラッシュ 銀と戦国の流通革命——本多博之

近世史

神君家康の誕生 東照宮と権現様——曽根原 理
江戸の政権交代と武家屋敷——岩本 馨
江戸の町奉行——南 和男
江戸御留守居役 近世の外交官——笠谷和比古
検証 島原天草一揆——大橋幸泰